天一医考
TIANYI YIKAO

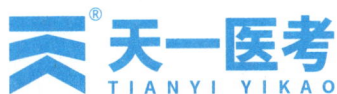

供全国高等学校基础、临床、预防、口腔医学类专业使用

皮肤性病学
精讲精练

主　编　贺爱娟　龙启忠

副主编　申小平　孙　宁　霍文耀　孙东生　胡文韬
　　　　孙蔺波

编　委　（以姓氏笔画为序）
　　　　龙启忠　申小平　孙　宁　孙东生　孙蔺波
　　　　周　芮　胡文韬　贺爱娟　霍文耀

世界图书出版公司
西安　北京　广州　上海

图书在版编目（CIP）数据

皮肤性病学精讲精练/贺爱娟，龙启忠主编. —西安：
世界图书出版西安有限公司,2019.5
ISBN 978 - 7 - 5192 - 5948 - 8

Ⅰ.①皮… Ⅱ.①贺…②龙… Ⅲ.①皮肤病学—
题解②性病学—题解 Ⅳ.①R75-44

中国版本图书馆 CIP 数据核字(2019)第 069531 号

书　　名	皮肤性病学精讲精练
	Pifu Xingbingxue Jingjiangjinglian
主　　编	贺爱娟　龙启忠
责任编辑	王　娜
装帧设计	天　一
出版发行	世界图书出版西安有限公司
地　　址	西安市高新区锦业路 1 号
邮　　编	710065
电　　话	029 –87214941　029 –87233647（市场营销部）
	029 –87234767（总编室）
网　　址	http://www.wpcxa.com
邮　　箱	xast@ wpcxa.com
经　　销	新华书店
印　　刷	河南省新乡市印刷厂
开　　本	787mm ×1092mm　1/16
印　　张	12
字　　数	269 千字
版　　次	2019 年 5 月第 1 版
印　　次	2019 年 5 月第 1 次印刷
国际书号	ISBN 978 –7 –5192 –5948 –8
定　　价	48.00 元

出版说明

　　为适应医学教育发展、培养现代化医师的新要求，根据中华人民共和国教育部和原卫生部颁布的《中国本科医学教育标准》，同时结合多本国家级规划教材等较权威的教科书，我们邀请了国内有丰富教学经验和深厚学术造诣的专家，编写了本套丛书。

　　与其他配套辅助教材相比，本丛书具有以下特点：

　　1. 内容设置科学　紧扣教学大纲，明确学习要点，帮助读者掌握重点、难点，使读者深入了解其内在联系及如何在考试和今后的临床科研工作中正确地应用。具体体现在：

　　（1）系统性：全书逻辑缜密，环环相扣，系统编排，方便读者的使用，加深其对教材的理解和认识。

　　（2）广泛性：严格依据《中国本科医学教育标准》，提炼出学习要点，力求全面满足读者自学和考试复习的需要。

　　（3）新颖性：同步章节精选习题、模拟试卷、重点院校硕士研究生入学考试试题3个模块紧凑组合，便于读者进一步学习。

　　2. 题型编排合理　以研究生入学考试、本科生专业考试的题型为标准，设计了选择题（包括A型题、B型题、X型题）、填空题、名词解释、简答题、论述题、病例分析题等，使读者在解题的过程中了解各学科的特点和命题规律，加深对知识点的理解，提高解题的准确性，强化应试能力和技巧。

　　3. 强化实用性　为便于读者自学，对部分题目给出了"解析"，分析做题过程中的常见问题，帮助读者了解如何选、怎样选、考哪些概念、解题的小技巧等，培养其分析能力，建立正确的思维方法，提高解决实际问题的能力。

　　4. 重视信息性　为了开拓读者的视野，我们认真遴选了近些年国内一些重点院校的硕士研究生入学考试试题，希望对广大读者有所帮助。未来的应试更重视能力的考核，所以没有给出所谓的"标准答案"，目的是不想束缚读者的思路，而是让读者开动脑筋查阅文献，跟踪前沿发展态势，提升自身的竞争优势。

　　本丛书不仅适用于本科在校生和复习参加硕士研究生入学考试的应届毕业生或往届毕业生，也适用于具同等学力人员复习参加硕士研究生入学考试。由于时间仓促，不足之处在所难免，请各位专家批评指正。

目　录

第1篇

皮肤性病学总论

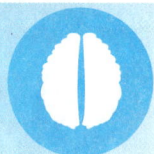

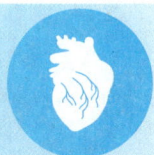

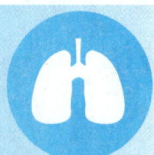

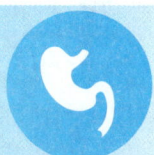

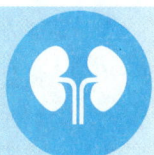

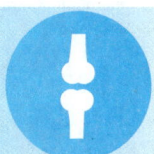

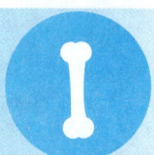

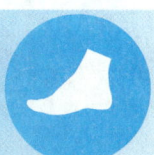

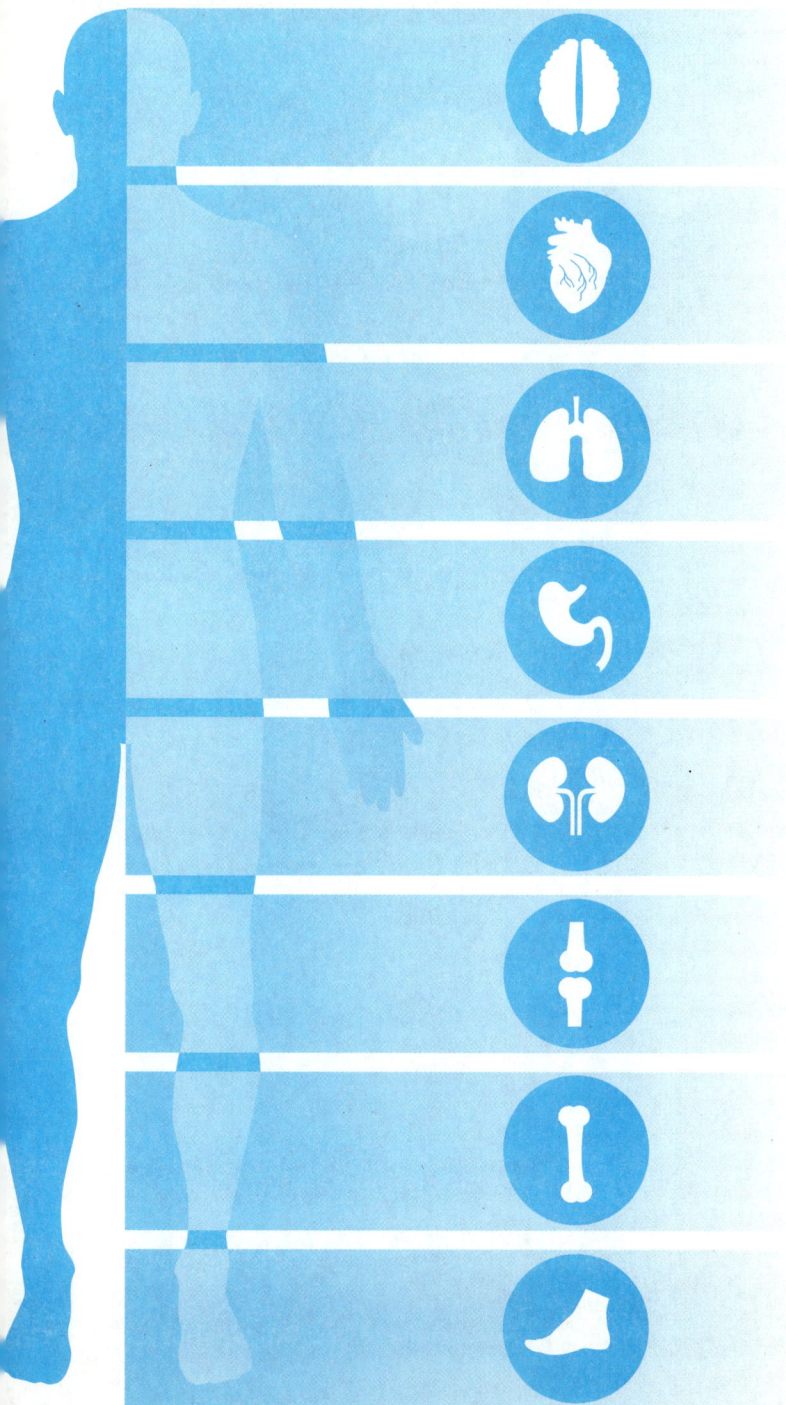

第1章　皮肤性病学导论

【学/习/要/点】

一、掌握

皮肤性病学的定义及学科特点。

二、熟悉

皮肤性病学的学习途径。

【应/试/考/题】

一、填空题

1. 皮肤性病学包括_____和_____。

2. 皮肤性病学是研究_____、_____、_____相关疾病和各种性传播疾病的_____、_____、_____、_____及_____。

3. 明代_____所著的_____是我国最早的梅毒领域专著。

4. 我国在皮肤性病学领域取得的原创性成就有_____、_____、_____和_____。

二、简答题

1. 简述皮肤性病学的学科特点。

2. 简述如何学习皮肤性病学。

【参/考/答/案】

一、填空题

1. 皮肤病学　性病学

2. 皮肤　皮下组织　皮肤附属器　病因　发病机制　临床表现　诊断方法　治疗　预防

3. 韩懋　《杨梅疮论治方》

4.皮肤遗传学研究　皮肤免疫学研究
　皮肤真菌病研究　皮肤病治疗学研究

二、简答题

1. 简述皮肤性病学的学科特点。

答（1）直观性强、理论性强、操作性强。

（2）分类复杂、病因复杂（外部因素、内部因素、心理因素等）。

（3）涉及多基础学科（病理、免疫等）和临床学科（内科、外科、肾病、内分泌、传染病等）。

（4）性病学相对皮肤病学所涉及的病种较少。

（5）相当一部分皮肤病及少数性病缺乏有效的治疗手段或控制手段。

2. 简述如何学习皮肤性病学。

答（1）完善知识体系，重视"三基"训练（基础理论、基本知识、基本技能）。

（2）重视临床实践，善于利用互联网资源，多增加感性认识。

（3）不断学习，更新知识、技能。

（龙启忠）

第2章 皮肤的结构

【学/习/要/点】

一、掌握

表皮及真皮的结构。

二、熟悉

皮肤附属器,皮肤的神经、脉管及肌肉的作用。

【应/试/考/题】

一、选择题

【A/型/题】

1. 成人皮肤总面积约为 （ ）
   A. 0.5m² B. 1.0m²
   C. 1.5m² D. 2.0m²
   E. 2.5m²

2. 基底膜带位于 （ ）
   A. 表皮内
   B. 真皮内
   C. 表皮与真皮之间
   D. 真皮与皮下组织之间
   E. 皮下组织层

3. 表皮分为五层,正常情况下细胞层数最多的一层是 （ ）
   A. 颗粒层 B. 透明层
   C. 基底层 D. 角质层
   E. 棘层

4. 下列关于黑素细胞的描述,错误的是 （ ）
   A. HE 染色后胞质透明胞核较大
   B. 电镜下黑素细胞胞质内含有特征性黑素小体
   C. 约占基底层细胞总数的 10%
   D. 毛囊和黏膜处黑素细胞较多
   E. 黑素细胞起源于外胚层

5. 下列关于桥粒的描述,错误的是（ ）
   A. 是角质形成细胞间连接的主要结构
   B. 由跨膜蛋白和桥粒斑蛋白构成
   C. 桥粒及连续结构网使细胞间的连接更为牢固
   D. 在角质形成细胞分化过程中,桥粒可以分离,也可重新形成
   E. 桥粒结构的破坏不会引起角质形成细胞的相互分离

6. 没有小汗腺的部位是 （　　）

　　A. 掌跖　　　　　B. 面部

　　C. 躯干　　　　　D. 头皮

　　E. 唇红

7. 顶泌汗腺主要分布于 （　　）

　　A. 指趾间

　　B. 面颈部

　　C. 四肢伸侧

　　D. 腋窝、肛门、外生殖器、乳晕

　　E. 掌跖部

8. 可以产生反射遮挡紫外线物质的细胞是 （　　）

　　A. 成纤维细胞　　B. 朗格汉斯细胞

　　C. 角质形成细胞　　D. 黑素细胞

　　E. 梅克尔细胞

9. 下列关于朗格汉斯细胞的描述，错误的是 （　　）

　　A. 光镜下细胞呈多角形，胞质透明

　　B. HE 染色阴性

　　C. 具有抗原呈递能力

　　D. 占表皮细胞总数的 3% ~5%

　　E. 分布于基底层

10. 无毛皮肤不包括 （　　）

　　A. 阴唇内侧　　　B. 唇部

　　C. 掌跖屈面　　　D. 龟头

　　E. 包皮外侧

11. 表皮通过时间为 （　　）

　　A. 14 天　　　　B. 18 天

　　C. 28 天　　　　D. 30 天

　　E. 32 天

12. 下列有关皮肤基底膜带的描述，错误的是 （　　）

　　A. 连接表皮与真皮

　　B. 有渗透功能

　　C. 有屏障功能

　　D. 电镜下可分为 3 层

　　E. 其结构异常时，可导致表皮与真皮分离而形成水疱

13. 下列关于真皮的描述，正确的是 （　　）

　　A. 由中胚层分化而来

　　B. 由浅至深，可分为网状层和乳头层

　　C. 真皮层有血管，但无神经和肌肉

　　D. 真皮属于疏松结缔组织

　　E. 真皮层结缔组织以基质和细胞为主，纤维成分相对较少

14. 角质形成细胞由外到内的正确顺序是 （　　）

　　A. 角质层、颗粒层、基底层、透明层、棘层

　　B. 角质层、透明层、颗粒层、棘层、基底层

　　C. 角质层、棘层、透明层、颗粒层、基底层

　　D. 角质层、棘层、颗粒层、透明层、基底层

　　E. 角质层、棘层、透明层、基底层、颗粒层

15. 下列关于皮脂腺的描述，正确的是 （　　）

　　A. 导管由单层柱状上皮构成

　　B. 皮脂腺无生长周期

　　C. 腺体呈泡状，有腺腔

　　D. 皮脂腺由腺泡和导管构成

　　E. 头面及胸背上部等处皮脂腺较少

16. 下列关于小汗腺的描述，错误的是 （　　）

　　A. 为单曲管状腺

　　B. 由分泌部和导管部构成

　　C. 背部分布较少

　　D. 受交感神经支配

　　E. 明细胞分泌黏液蛋白，暗细胞分泌汗液

17. 下列部位的皮脂腺，不直接开口于皮肤表面的是 （　　）

　　A. 颊黏膜　　　　B. 足背

　　C. 唇红　　　　　D. 乳晕

　　E. 包皮

18. 下列关于皮肤结构的描述,错误的是
（　）

    A. 皮肤淋巴管的盲端起始于真皮网状层的毛细淋巴管

    B. 皮肤的感觉神经可分为神经小体和游离神经末梢

    C. 肿瘤细胞可通过淋巴管转移到皮肤

    D. 皮肤的血管具有营养代谢和调节体温的作用

    E. 皮肤的运动神经来自交感神经节后纤维

19. 下列关于顶泌汗腺的描述,错误的是
（　）

    A. 顶泌汗腺主要分布在腋窝、乳晕、肛周和脐周

    B. 由分泌部和导管构成

    C. 属于大管状腺体

    D. 顶泌汗腺的分泌主要受神经介质的影响

    E. 导管的结构与小汗腺相似,少数直接开口于表皮

20. 立毛肌收缩可促进其排泄的腺体是
（　）

    A. 顶泌汗腺　　　B. 小汗腺

    C. 皮脂腺　　　　D. 唾液腺

    E. 甲状腺

21. 为毛发提供营养的结构是　　（　）

    A. 毛乳头　　　　B. 毛干

    C. 毛根　　　　　D. 毛母质

    E. 毛球

【B/型/题】

(22~25 题共用备选答案)

    A. 角质层　　　　B. 透明层

    C. 颗粒层　　　　D. 棘层

    E. 基底层

22. 仅见于掌跖部的是　　　　（　）

23. 不断增殖产生新的角质形成细胞,亦称生发层的是　　　　（　）

24. 细胞核和细胞器溶解发生在　（　）

25. 为皮肤的主要屏障,柔韧而致密,保持完整性,有效防护机械性损伤的是
（　）

(26~27 题共用备选答案)

    A. 角质层　　　　B. 致密下层

    C. 透明层　　　　D. 胞膜层

    E. 致密层

26. 主要成分是Ⅳ型胶原的是　　（　）

27. 主要成分是Ⅶ型胶原的是　　（　）

【X/型/题】

28. 真皮结缔组织的细胞成分包括（　）

    A. 成纤维细胞　　B. 肥大细胞

    C. 巨噬细胞　　　D. 朗格汉斯细胞

    E. 黑素细胞

29. 顶泌汗腺和小汗腺的区别是　（　）

    A. 小汗腺和毛囊无关,而顶泌汗腺则有关

    B. 顶泌汗腺的直径为小汗腺的 10 倍

    C. 小汗腺由胆碱能神经支配,顶泌汗腺由肾上腺素能神经支配

    D. 小汗腺开口于皮肤表面,而顶泌汗腺通常开口于毛囊的皮脂腺入口上方

    E. 小汗腺在全身各处均匀分布,顶泌汗腺分布于腋、脐、乳晕、生殖器等部位

30. 角质形成细胞之间及其与真皮间存在的特殊连接结构包括　　（　）

    A. 半桥粒　　　　B. 桥粒

C. 朗格汉斯细胞　　D. 基底膜带

E. 梅克尔细胞

31. 皮肤附属器包括　　　　　　（　　）

A. 神经　　　　　　B. 毛发

C. 甲　　　　　　　D. 淋巴管

E. 皮脂腺

32. 皮肤血管的特点有　　　　　（　　）

A. 浅丛与深丛之间有水平走向的血管相连通,形成丰富的吻合支

B. 真皮血管可分为浅丛和深丛,呈层状分布,与皮肤表面平行

C. 皮下组织的小动脉和真皮深部较大的微动脉都具有内膜、中膜和外膜三层结构

D. 具有营养代谢和调节体温的作用

E. 低温状态下浅层血管收缩,高温状态下浅层血管扩张

33. 下列关于甲的描述,正确的是（　　）

A. 甲的外露部分称为甲板

B. 甲板周围的皮肤称为甲郭

C. 甲伸入近端皮肤中的部分称为甲根

D. 甲母质是甲的生长区,甲下真皮富含血管

E. 指甲每9个月生长1cm,趾甲每3个月生长1cm

二、名词解释

1. 表皮通过时间

2. desmosome

3. hemidesmosome

4. Langerhans cell

5. Birbeck granule

6. epidermis

三、填空题

1. 人体皮肤由_____、_____、_____构成,是人体最大的器官。

2. 皮肤的附属器包括_____、_____、_____和_____,均由_____分化而来。

3. 皮肤中的神经可分为_____和_____,面部横纹肌由_____支配。

4. 皮肤总重量约占个体体重的_____,新生儿皮肤总面积约为_____。

5. 真皮由_____、_____、_____等结缔组织组成,此外还有_____及_____成分。按部位深浅又分为_____和_____。

6. 皮下组织由_____和_____组成。

7. 桥粒结构的破坏可引起_____相互分离,临床上形成_____水疱或大疱;基底膜带结构异常可引起_____相互分离,形成_____水疱或大疱。

四、简答题

1. 简述角质形成细胞的分化、特征、结构和分层。

2. 简述桥粒的定义、蛋白构成及临床意义。

3. 简述汗腺的结构和神经支配情况。

【参/考/答/案】

一、选择题

【A 型题】

1. C	2. C	3. D	4. A	5. E
6. E	7. D	8. D	9. E	10. E
11. C	12. D	13. A	14. B	15. D
16. E	17. B	18. A	19. D	20. C
21. A				

【B 型题】

22. B	23. E	24. C	25. A	26. E
27. B				

【X 型题】

28. ABCD	29. ABCD	30. ABD
31. BCE	32. BCDE	33. ABCD

3. D【解析】见下表。

角质形成细胞分层

分层（由深至浅）	构成
基底层	1 层立方形或圆柱状细胞
棘层	4～8 层多角形细胞
颗粒层	1～3 层梭形或扁平细胞
透明层	2～3 层较扁平细胞
角质层	5～20 层已经死亡的扁平细胞（在掌跖部位可厚达 40～50 层）

4. A【解析】黑素细胞，HE 染色后可见胞质透明，胞核较小，银染色及多巴染色可显示较多树枝状突起。

5. E【解析】桥粒结构的破坏会引起角质形成细胞的相互分离，是临床上表皮内水疱或大疱形成的原因。

6. E【解析】无小汗腺的部位：唇红、鼓膜、甲床、乳头、包皮内侧、龟头、小阴唇及阴蒂。

7. D【解析】见下表。

顶泌汗腺分布

分类	具体部位
主要分布区域	腋窝、乳晕、脐周、肛周、包皮、阴阜、小阴唇
偶见分布区域	面部、头皮、躯干
变形顶泌汗腺	外耳道耵聍腺；眼睑的睫腺；乳晕的乳轮腺

8. D【解析】黑素细胞中的黑素小体是合成黑素的场所，黑素有遮挡和反射紫外线的作用，可以保护真皮和深部组织。

9. E【解析】朗格汉斯细胞分布于基底层以上的表皮和毛囊上皮中。

10. E【解析】无毛皮肤包括掌跖、指趾屈面及其末节伸面、唇红、乳头、龟头、包皮内侧、小阴唇、大阴唇内侧、阴蒂等部位皮肤。

11. C【解析】表皮通过时间（即表皮更替时间）指基底层移至颗粒层（14 天），然后再移行至角质层表面并脱落（14 天）的时间，共 28 天。

12. D【解析】基底膜带在电镜下可分为 4 层：胞膜层、透明层、致密层、致密下层。

13. A【解析】真皮由浅至深可分为乳头层

和网状层;网状层较厚,有较大的神经穿行;真皮属于不规则的致密结缔组织,由纤维、基质和细胞成分组成,以纤维成分为主。

15. D【解析】皮脂腺导管由复层鳞状上皮构成;有生长周期,一生发生2次;腺泡无腺腔;头面及胸背部皮脂腺较多。

16. E【解析】小汗腺的分泌细胞分为明细胞——分泌汗液,暗细胞——分泌黏液蛋白。

17. B【解析】皮脂腺直接开口于皮肤表面(不与毛囊相连)的部位:颊黏膜、唇红部、妇女乳晕、大小阴唇、眼睑、包皮内侧。

18. A【解析】皮肤淋巴管的盲端起始于真皮乳头层。

19. D【解析】顶泌汗腺的分泌主要受性激素的影响。

20. C【解析】皮脂腺导管开口位于立毛肌和毛囊夹角之间,立毛肌收缩可以促进皮脂腺排泄。

21. A【解析】毛乳头含结缔组织、神经末梢和毛细血管,为毛发提供营养。

28. ABCD【解析】真皮结缔组织的细胞成分包括成纤维细胞、肥大细胞、巨噬细胞、朗格汉斯细胞、噬色素细胞、淋巴细胞。

31. BCE【解析】皮肤附属器包括毛发、皮脂腺、汗腺及甲。

32. BCDE【解析】真皮血管浅丛与深丛之间有垂直走向的血管相连通。

33. ABCD【解析】指甲每3个月生长1cm,趾甲每9个月生长1cm。

二、名词解释

1. 表皮通过时间:即表皮更替时间。指从基底细胞移行至角质层表面而脱落所需的时间,基底层移至颗粒层(14天),再移行至角质层表面并脱落(14天),共28天。

2. 桥粒:由相邻细胞的细胞膜发生卵圆形致密增厚而共同构成,是角质形成细胞间连接的主要结构,由跨膜蛋白和胞质内桥粒斑蛋白两部分构成。

3. 半桥粒:由角质形成细胞真皮侧胞膜的不规则突起与基底膜带相互嵌合而成,结构类似于半个桥粒,是基底层细胞与下方基底膜带之间的主要连接结构。

4. 朗格汉斯细胞:由起源于骨髓的单核-巨噬细胞通过一定循环通路进入表皮中形成的免疫活性细胞。具有吞噬、处理异物、抗原提呈的作用,参与免疫反应。

5. 伯贝克颗粒:又称朗格汉斯颗粒,是一种消化细胞外物质的吞噬体或抗原贮存形式,由朗格汉斯细胞吞噬外来抗原时胞膜内陷形成。

6. 表皮:由外胚层分化而来,在组织学上属于角化复层鳞状上皮,借助真皮与皮下组织相连,由角质形成细胞、黑素细胞、朗格汉斯细胞和梅克尔细胞等构成。

三、填空题

1. 表皮　真皮　皮下组织
2. 毛发　皮脂腺　汗腺　甲　外胚层
3. 感觉神经　运动神经　面神经
4. 16%　0.21m²
5. 胶原纤维　弹力纤维　网状纤维
   基质　细胞　乳头层　网状层

6. 疏松结缔组织　脂肪小叶

7. 角质形成细胞之间　表皮内　真皮与表皮　表皮下

四、简答题

1. 简述角质形成细胞的分化、特征、结构和分层。

答 (1)分化:由外胚层分化而来。

(2)特征:在分化过程中可产生角蛋白。

(3)结构:①角蛋白——角质形成细胞主要结构蛋白,构成细胞骨架中间丝,参与表皮分化、角化等生理病理过程;②角质形成细胞之间及与下层结构之间的连接结构——桥粒、半桥粒、基底膜带。

(4)分层:①基底层(生发层);②棘层(胞质内有角质小体);③颗粒层(胞质内可见不规则的透明角质颗粒);④透明层(仅见于掌跖);⑤角质层(最厚,胞内细胞器结构消失)。

2. 简述桥粒的定义、蛋白构成及临床意义。

答 (1)定义:桥粒是角质形成细胞间连接的主要结构,由相邻细胞的细胞膜发生卵圆形致密增厚而共同构成。

(2)蛋白构成:①跨膜蛋白——桥粒芯糖蛋白、桥粒芯胶蛋白构成;②胞质内的桥粒斑蛋白——桥粒斑蛋白和桥粒斑珠蛋白。

(3)临床意义:①具有很强的抗牵张力,能使细胞间的连接更为牢固;②可分离,可重新形成,促使表皮细胞更新;③结构的破坏可引起角质形成细胞之间相互分离,临床上形成表皮内水疱或大疱。

3. 简述汗腺的结构和神经支配情况。

答 (1)汗腺的结构包括小汗腺、顶泌汗腺。

(2)小汗腺受交感神经系统支配,神经介质为乙酰胆碱。顶泌汗腺的分泌主要受性激素影响,也受交感神经系统支配,神经介质为去甲肾上腺素。肾上腺素能神经纤维支配——顶泌汗腺和小汗腺的肌上皮细胞;胆碱能神经纤维支配——小汗腺的分泌细胞。

(龙启忠)

第3章 皮肤的功能

【学/习/要/点】

一、掌握

皮肤的 7 个主要生理功能。

二、熟悉

1. 皮肤的防护作用。
2. 不同部位皮肤的吸收能力。
3. 皮肤主要免疫细胞的分布与功能。

【应/试/考/题】

一、选择题

【A/型/题】

1. 不属于皮肤功能的是 （ ）
   A. 屏障功能　　　B. 吸收功能
   C. 感觉功能　　　D. 呼吸功能
   E. 分泌和排泄功能

2. 皮肤完成对电损伤隔绝作用的结构是
   （ ）
   A. 角质层　　　B. 棘层
   C. 基底膜带　　D. 皮下组织
   E. 表皮－真皮连接处

3. 皮肤的不显性出汗每天可丢失水分的
   量为 （ ）
   A. 120～240ml　　B. 240～400ml

   C. 300～440ml　　D. 240～480ml
   E. 480～600ml

4. 皮肤电阻值大小与下列哪项因素有关
   （ ）
   A. 角质层的厚度　　B. 角质层的含水量
   C. 真皮的厚度　　　D. 皮肤的酸碱度
   E. 皮下组织的厚度

5. 对外力具有缓冲作用的是 （ ）
   A. 表皮　　　　　　B. 真皮浅层
   C. 真皮深层　　　　D. 皮下脂肪层
   E. 角质层

6. 药物经皮吸收最主要的途径是 （ ）
   A. 毛发　　　　　　B. 皮脂腺
   C. 角质层　　　　　D. 基底层
   E. 真皮

7. 影响皮肤吸收作用的因素不包括

（　　）

A. 外界环境

B. 皮肤的颜色

C. 皮肤的结构和部位

D. 角质层的水合程度

E. 被吸收物的理化性质

8. 皮肤的吸收途径不包括　（　　）

A. 皮肤的血管　　　B. 角质层

C. 毛囊　　　　　　D. 皮脂腺

E. 汗腺

9. 很难经皮吸收的药物剂型是　（　　）

A. 霜剂　　　　　　B. 软膏

C. 硬膏　　　　　　D. 酊剂

E. 粉剂

10. 不易被皮肤吸收的维生素是　（　　）

A. 维生素 A　　　　B. 维生素 K

C. 维生素 C　　　　D. 维生素 D

E. 维生素 E

11. 局部用药后密闭封包药物吸收可增加

（　　）

A. 10 倍　　　　　　B. 50 倍

C. 40 倍　　　　　　D. 100 倍

E. 200 倍

12. 皮肤对脂溶性物质吸收的主要途径是

（　　）

A. 角质层　　　　　B. 毛囊和皮脂腺

C. 汗管　　　　　　D. 棘层

E. 基底层

13. 皮肤对油脂类吸收的强弱顺序是

（　　）

A. 凡士林＞植物油＞羊毛脂＞液状石蜡

B. 植物油＞凡士林＞羊毛脂＞液状石蜡

C. 羊毛脂＞凡士林＞植物油＞液状石蜡

D. 液状石蜡＞羊毛脂＞植物油＞凡士林

E. 凡士林＞液状石蜡＞植物油＞羊毛脂

14. 皮肤的复合感觉不包括　　（　　）

A. 湿　　　　　　　B. 软

C. 痛　　　　　　　D. 硬

E. 滑

15. 环境温度过高时主要的散热途径是

（　　）

A. 对流散热　　　　B. 辐射散热

C. 传导散热　　　　D. 汗液蒸发

E. 直接散热

16. 皮肤黏膜特有的感觉是　（　　）

A. 痛觉　　　　　　B. 痒觉

C. 触觉　　　　　　D. 压觉

E. 温觉

17. 对 I 型超敏反应起决定性作用的细
胞是　　　　　　　　　　（　　）

A. 粒细胞　　　　　B. 淋巴细胞

C. 肥大细胞　　　　D. 单核细胞

E. 内皮细胞

18. 从基底层到角质层含量逐渐减少的是

（　　）

A. 胆固醇　　　　　B. 脂肪酸

C. 磷脂　　　　　　D. 神经酰胺

E. 花生四烯酸

19. 花生四烯酸在日光作用下可合成

（　　）

A. 维生素 C　　　　B. 维生素 D

C. 维生素 B_6　　　D. 维生素 E

E. 维生素 B_{12}

20. 皮肤水分大部分储存在　（　　）

A. 表皮

B. 皮下组织

C. 真皮内

D. 真皮 - 表皮连接处

E. 角质层

21. 皮肤黄瘤形成,是因高脂血症致脂质局限性沉积在 （ ）

A. 表皮

B. 皮下组织

C. 真皮层

D. 真皮－表皮连接处

E. 角质层

【B/型/题】

（22～23题共用备选答案）

A. 大腿屈侧 　　B. 上臂屈侧

C. 前额 　　D. 前臂

E. 掌跖

22. 以上各项中,吸收能力最强的部位是 （ ）

23. 以上各项中,吸收能力最弱的部位是 （ ）

（24～27题共用备选答案）

A. K^+ 　　B. Ca^{2+}

C. Cu^{2+} 　　D. Na^+

E. Zn^{2+}

24. 对维持细胞膜的通透性及细胞间黏着性有一定作用的是 （ ）

25. 缺乏时可导致肠病性肢端皮炎的是 （ ）

26. 是某些酶的激活剂,而且能拮抗 Ca^{2+} 的是 （ ）

27. 在皮肤中的含量很少,但在黑素形成、角蛋白形成中起重要作用的是 （ ）

（28～30题共用备选答案）

A. 角质形成细胞 B. T淋巴细胞

C. 肥大细胞 D. 朗格汉斯细胞

E. 成纤维细胞

28. 表皮的主要构成细胞,主要功能为合成和分泌白介素、干扰素,参与抗原提呈的是 （ ）

29. 真皮内的免疫细胞主要是 （ ）

30. 正常人表皮内的淋巴细胞主要是 （ ）

【X/型/题】

31. 皮肤的屏障作用包括 （ ）

A. 物理性损伤防护

B. 化学刺激的防护

C. 微生物的防御作用

D. 防止营养物质、电解质的丢失

E. 免疫性屏障作用

32. 可参与抗原呈递的细胞有 （ ）

A. 脂肪细胞 　　B. 肥大细胞

C. 朗格汉斯细胞 D. 角质形成细胞

E. 成纤维细胞

33. 小汗腺分泌的汗液 （ ）

A. 呈酸性

B. 可使皮肤或衣服染色

C. 对体温的调节很重要

D. 大量出汗时酸性增强

E. 维持体内电解质平衡

34. 精神紧张、情绪激动时易出汗的部位是 （ ）

A. 掌跖 　　B. 前额

C. 鼻 　　D. 背部

E. 口周

35. 皮脂中含有的脂类包括 （ ）

A. 角鲨烯 　　B. 蜡脂

C. 三酰甘油 D. 胆固醇脂

E. 油脂

36. 下列关于剂型与皮肤吸收关系的描述,正确的是 （　　）
    A. 粉剂药物很难吸收
    B. 霜剂是最易吸收的剂型
    C. 软膏和硬膏可促进吸收
    D. 加入水剂可促进吸收
    E. 加入有机溶媒可显著提高吸收

37. 皮肤实现体表散热的方式包括（　　）
    A. 热辐射　　　　B. 空气对流
    C. 传导　　　　　D. 汗液蒸发
    E. 血管舒缩

38. 朗格汉斯细胞的功能包括 （　　）
    A. 提呈抗原　　　B. 免疫应答
    C. 免疫监视　　　D. 免疫调节
    E. 免疫耐受

39. 下列关于皮肤体温调节功能的描述,正确的是 （　　）
    A. 皮肤是体温调节的外周感受器和效应器
    B. 皮肤巨大的体表面积和血管间丰富的吻合有利于机体对热量的支配
    C. 热应激时交感神经兴奋,动静脉吻合关闭,皮肤血流量减少,皮肤散热减少
    D. 冷应激时交感神经兴奋,动静脉吻合关闭,皮肤血流量减少,皮肤散热减少
    E. 四肢大动脉可通过调节浅静脉和深静脉的回流量进行体温调节

二、名词解释

1. 复合感觉

2. 味觉性出汗

3. 不显性出汗

4. 角蛋白

5. 痒觉

三、填空题

1. 皮肤的主要生理功能有＿＿＿＿＿＿、＿＿＿＿＿＿、＿＿＿＿＿＿、＿＿＿＿＿＿、＿＿＿＿＿＿、＿＿＿＿＿＿,对于机体的健康很重要。

2. 皮肤的吸收作用主要通过＿＿＿＿、＿＿＿＿、＿＿＿＿和＿＿＿＿。

3. 皮肤对油脂类吸收的规律一般为＿＿＿ > ＿＿＿ > ＿＿＿ > ＿＿＿。

4. 表皮蛋白质一般分为两种,即＿＿＿和＿＿＿。

5. 表皮中最丰富的必需脂肪酸是＿＿＿和＿＿＿。

四、简答题

1. 简述皮肤调节体温的作用。
2. 简述皮肤屏障功能的双向性。
3. 简述皮肤物理性损伤的防护机制。
4. 简述影响皮肤吸收作用的因素。
5. 简述皮肤血管结构特点与机体热量支配关系。

五、论述题

试述皮肤免疫系统的细胞成分和体液成分。

【参｜考｜答｜案】

一、选择题

【A型题】

1. D	2. A	3. D	4. B	5. D
6. C	7. B	8. A	9. E	10. C
11. D	12. B	13. C	14. C	15. D
16. B	17. C	18. C	19. B	20. C
21. C				

【B型题】

22. C	23. E	24. B	25. E	26. A
27. C	28. A	29. B	30. D	

【X型题】

31. ABCDE	32. CD	33. ACE
34. AB	35. ABCD	36. ACE
37. ABCD	38. ACDE	39. ABDE

1. D【解析】皮肤的7个主要功能:屏障、吸收、感觉、分泌和排泄、体温调节、物质代谢、免疫。

2. A【解析】皮肤中的角质层对电损伤有防护作用,与其含水量有关,角质层含水量增多时,皮肤电阻减少,导电性增加,易发生电击伤。

6. C【解析】皮肤吸收的主要途径是角质层,其次是毛囊、皮脂腺、汗腺。

7. B【解析】影响皮肤吸收作用的因素:皮肤的结构和部位、角质层的水合程度、被吸收物的理化性质、外界环境因素、病理情况。

9. E【解析】不同药物剂型的经皮吸收:很难吸收——粉剂、水溶液;少量吸收——霜剂;促进吸收——软膏、硬膏。

10. C【解析】水溶性物质不易经皮吸收,脂溶性物质相对容易经皮吸收,维生素C是水溶性维生素,其他几项为脂溶性维生素。

14. C【解析】皮肤的复合感觉是由大脑综合分析形成的感觉,包括光滑与粗糙,软和硬,干燥与潮湿等。

18. C【解析】表皮细胞类脂组成有差异,从基底层到角质层,脂肪酸、胆固醇、神经酰胺含量逐渐增多,磷脂含量逐渐减少。

22~23. CE【解析】皮肤吸收能力依次为:阴囊 > 前额 > 大腿屈侧 > 上臂屈侧 > 前臂 > 掌跖。

33. ACE【解析】小汗腺分泌的汗液正常情况下无色透明,顶泌汗腺可分泌有色物质,使皮肤或衣服染色。小汗腺分泌的汗液呈酸性,pH 为 4.5~5.5,大量出汗时碱性增强(pH 约 7.0)。

34. AB【解析】精神性出汗:大脑皮质兴奋(精神紧张、情绪激动)引起的掌跖、前额等部位出汗。

39. ABDE【解析】冷应激时交感神经兴奋,动静脉吻合关闭,皮肤血流量减少,皮肤散热减少;而热应激时动静脉吻合开启,皮肤血流量增多,皮肤散热增加。

二、名词解释

1. 复合感觉：皮肤中不同类型的感觉神经末梢或感受器共同感受的刺激传入中枢后，由大脑综合分析形成的感觉，如光滑与粗糙，软和硬，干燥与潮湿等。

2. 味觉性出汗：进食（辛辣、热烫食物）导致的出汗（口周、鼻、面、颈、背等处）。

3. 不显性出汗：温度 <31℃ 时无出汗的感觉，但是显微镜下可见皮肤表面出现汗珠。

4. 角蛋白：是皮肤角质形成细胞和毛发上皮细胞的代谢产物和主要构成成分，包括 20 种上皮角蛋白和 10 种毛发角蛋白。

5. 痒觉：是一种皮肤黏膜特有的，能引起搔抓欲望的不愉快感觉。

三、填空题

1. 屏障作用　感觉作用　体温调节作用　分泌排泄作用　吸收作用　物质代谢作用　免疫作用

2. 角质层　毛囊　皮脂腺　汗腺

3. 羊毛脂　凡士林　植物油　液状石蜡

4. 纤维性蛋白　非纤维性蛋白

5. 亚油酸　花生四烯酸

四、简答题

1. 简述皮肤调节体温的作用。

答　皮肤对体温的调节作用，一是作为外周感受器，向体温调节中枢提供环境温度的信息；二是作为效应器，是物理性体温调节的重要方式，使机体温度保持恒定。皮肤中的温度感受器细胞可分热敏感受器和冷敏感受器，呈点状分布于全身，感受环境温度的变化，向下丘脑发送信息，使机体产生血管扩张或收缩、寒战或出汗等反应，从而改变皮肤中的血流量及热量的扩散，以调节体温，使体温经常维持在一个稳定的水平。体表热量的扩散主要通过皮肤表面的热辐射、汗液的蒸发、皮肤周围空气对流和热传导进行。

2. 简述皮肤屏障功能的双向性。

答　皮肤屏障功能的双向性指皮肤一方面可以保护体内各种器官和组织免受外界有害因素的损伤；另一方面可防止体内水分、电解质和营养物质的流失（角质层有半透膜功能）。

3. 简述皮肤物理性损伤的防护机制。

答　见下表。

皮肤物理性损伤的防护机制

结构	主要作用
角质层	致密柔韧，是主要防护结构；防护电损伤（与角质含水量有关）
真皮层	胶原纤维、弹力纤维、网质纤维交织成网状构成皮肤的弹性和伸展性
皮下脂肪层	缓冲外力，具有抗挤压、牵拉、对抗冲撞能力
角质形成细胞	促进产生黑素，形成光防护作用

4.简述影响皮肤吸收作用的因素。

答 见下表。

影响皮肤吸收作用的因素

因素	具体影响
皮肤的结构和部位	角质层的厚薄、完整性及通透性影响吸收能力:阴囊 > 前额 > 大腿屈侧 > 上臂屈侧 > 前臂 > 掌跖 角质层破坏,吸收能力增强
角质层的水合程度	水合程度越高,吸收能力越强
被吸收物质理化性质	水溶性物质不易被吸收;脂溶性物质相对易吸收:羊毛脂 > 凡士林 > 植物油 > 液状石蜡;加入有机溶媒可增强吸收 剂型和药物基质影响吸收:很难吸收——粉剂、水溶液;少量吸收——霜剂;促进吸收——软膏、硬膏
外界环境因素	外界环境温度、湿度增高,吸收能力增强
病理情况	充血、理化损伤、各种皮肤病均影响吸收作用

5.简述皮肤血管结构特点与机体热量支配关系。

答 见下表。

皮肤血管结构特点与机体热量支配关系

		冷应激	热应激
皮肤血管	动静脉吻合	关闭	开启
	皮肤血流量	↓	↑
	皮肤散热	↓	↑
		体温升高	体温降低
四肢大血管		主要通过浅静脉回流增加散热	主要通过深静脉回流减少散热

五、论述题

试述皮肤免疫系统的细胞成分和体液成分。

答 见下表。

皮肤免疫系统的细胞成分和体液成分

	主要类型	主要作用
细胞成分	角质形成细胞(表皮)	合成分泌细胞因子、参与抗原递呈
	朗格汉斯细胞(表皮)	参与抗原递呈、合成分泌细胞因子、免疫监视
	淋巴细胞(真皮)	介导免疫应答、抗皮肤肿瘤、参与炎症反应、创伤修复、维持皮肤自身稳定
	内皮细胞(真皮血管)	分泌细胞因子、参与炎症反应、参与组织修复
	肥大细胞(真皮乳头血管周围)	释放生物活性介质引起Ⅰ型超敏反应
	巨噬细胞(真皮浅层)	防止微生物入侵、修复创伤
	成纤维细胞(真皮)	参与维持皮肤免疫系统的自身稳定
体液成分	细胞因子(白细胞介素、干扰素、造血克隆刺激因子、肿瘤坏死因子、生长因子与转化因子、趋化因子)	局部作用和全身作用(激素样)
	免疫球蛋白	参与获得性免疫
	补体	参与天然免疫、获得性免疫
	抗微生物多肽(抗菌肽、β-防御素、P物质、趋化因子)	抗菌肽——对中性粒细胞、巨噬细胞、T淋巴细胞有趋化作用 β-防御素——刺激角质形成细胞释放细胞因子
	神经多肽(降钙素基因相关肽、P物质、神经激酶A)	对中性粒细胞、巨噬细胞有趋化作用,导致局部炎症反应

(孙蔺波)

第4章　皮肤性病的临床表现及诊断

【学/习/要/点】

一、掌握

原发性皮损、继发性皮损的临床表现。

二、熟悉

皮肤性病的症状。

【应/试/考/题】

一、选择题

【A/型/题】

1. 属于皮肤性病体征的是　　　（　　）
   A. 瘙痒　　　　　　B. 疼痛
   C. 烧灼　　　　　　D. 麻木
   E. 丘疹

2. 皮肤病症状中最常见的是　　（　　）
   A. 疼痛　　　　　　B. 瘙痒
   C. 麻木　　　　　　D. 烧灼感
   E. 闷胀感

3. 麻木感及感觉异常常见于　　（　　）
   A. 糖尿病　　　　　B. 麻风病
   C. 湿疹　　　　　　D. 结节性红斑
   E. 荨麻疹

4. 下列关于斑疹的描述,错误的是（　　）
   A. 是皮肤黏膜的颜色改变

   B. 高出皮肤表面
   C. 直径一般小于1cm
   D. 直径达到或超过1cm时,称为斑片
   E. 存在发生机制和特征不同

5. 下列原发性皮损中不高于皮面的是
   　　　　　　　　　　　　　（　　）
   A. 斑块　　　　　　B. 丘疹
   C. 风团　　　　　　D. 瘀点
   E. 脓疱

6. 下列关于红斑的描述,正确的是（　　）
   A. 属于继发性皮损
   B. 是表皮或真皮色素增加
   C. 由毛细血管破裂所致
   D. 可分为炎症性和非炎症性
   E. 都不可触及

7. 以苔藓样变为主要损害的疾病是
   　　　　　　　　　　　　　（　　）
   A. 扁平疣　　　　　B. 神经性皮炎

C. 黄色瘤　　　　D. 急性湿疹

E. 荨麻疹

8. 下列斑疹压之褪色的是　　　（　　）

A. 黄褐斑　　　　B. 白癜风

C. 花斑糠疹　　　D. 花斑癣

E. 鲜红斑痣

9. 下列斑疹属于非炎症性的是　（　　）

A. 多形红斑　　　B. 丹毒

C. 白癜风　　　　D. 蜂窝织炎

E. 带状疱疹

10. 具有局限性、实质性的特点，且直径
　　＜1cm的表浅隆起皮损是　（　　）

A. 斑疹　　　　　B. 斑块

C. 丘疹　　　　　D. 结节

E. 水疱

11. 由代谢产物聚积而形成丘疹的皮肤
　　病是　　　　　　　　（　　）

A. 银屑病　　　　B. 色素痣

C. 花斑糠疹　　　D. 黄褐斑

E. 皮肤淀粉样变

12. 既可为原发性皮损，又可为继发性皮
　　损的是　　　　　　　　（　　）

A. 斑块　　　　　B. 丘疹

C. 脓疱　　　　　D. 囊肿

E. 结节

13. 由真皮或皮下组织的炎性浸润引起的
　　结节是　　　　　　　　（　　）

A. 结节性红斑　　B. 结节性黄色瘤

C. 疥疮结节　　　D. 痤疮结节

E. 脓疱疮

14. 下列关于囊肿的描述，正确的是
　　　　　　　　　　　　　（　　）

A. 内含有液体或黏稠物及细胞成分

B. 位于表皮

C. 不可触及

D. 可见于结节性红斑

E. 触之呈硬结

15. 溃疡愈合后形成瘢痕是因为破坏了
　　　　　　　　　　　　　（　　）

A. 棘层细胞　　　B. 颗粒层细胞

C. 透明层细胞　　D. 基底层细胞

E. 角质层细胞

16. 不出现鳞屑的疾病是　　　（　　）

A. 剥脱性皮炎　　B. 湿疹

C. 花斑糠疹　　　D. 荨麻疹

E. 银屑病

17. 下列关于浸渍的描述，正确的是
　　　　　　　　　　　　　（　　）

A. 与角质层含水量增多无关

B. 皮肤强度增大

C. 多见于皮肤皱褶部位

D. 不容易继发感染

E. 摩擦后表皮不易脱落

18. 易发生裂隙的部位是　　　（　　）

A. 面颊　　　　　B. 胸部

C. 背部　　　　　D. 足底及边缘

E. 臀部

19. 下列关于瘢痕的描述，错误的是
　　　　　　　　　　　　　（　　）

A. 瘢痕由新生结缔组织增生修复而成

B. 增生性瘢痕表面光滑

C. 表面有毛发

D. 红斑狼疮属于增生性瘢痕

E. 烧伤性瘢痕属于增生性瘢痕

20. 下列关于萎缩的描述，错误的是
　　　　　　　　　　　　　（　　）

A. 可发生于表皮、真皮及皮下组织

B. 因表皮厚度变薄或真皮和皮下结缔
　　组织增生所致

C. 累及真皮不会损及毛发

D. 属于皮肤退行性变化

E. 累及皮下组织则表现为明显凹陷

21. 下列关于苔藓样变的描述，错误的是
　　　　　　　　　　　　　（　　）

A. 为皮肤局限性粗糙增厚

B. 常因反复搔抓、不断摩擦导致

C. 皮嵴变平、皮沟变浅

D. 皮损界限清楚

E. 常伴剧痒

【B/型/题】

（22～25 题备选答案）

  A. 1cm　　　　　　B. 2mm

  C. 3cm　　　　　　D. 4cm

  E. 5cm

22. 大疱的直径一般应大于　　　　（　　）

23. 瘀斑的直径一般应大于　　　　（　　）

24. 斑块的直径一般应大于　　　　（　　）

25. 丘疹的直径一般应小于　　　　（　　）

（26～27 题备选答案）

  A. 丘疹　　　　　　B. 斑疹

  C. 风团　　　　　　D. 水疱

  E. 结节

26. 真皮浅层水肿引起的暂时性、隆起性皮损为　　　　　　　　　（　　）

27. 局限性、实质性、深在性的，可隆起于皮面，亦可不隆起，需要触诊方可查出的皮损为　　　　　　　　（　　）

（28～30 题备选答案）

  A. 麻疹

  B. 带状疱疹

  C. 大疱性类天疱疮

  D. 白痱

  E. 红斑型天疱疮

28. 位于角质层下、疱壁薄、易干涸脱屑的水疱可见于　　　　　　（　　）

29. 位于棘细胞层、疱壁略厚、不易溃破的水疱可见于　　　　　　（　　）

30. 位于表皮下、疱壁较厚、很少破溃的水疱可见于　　　　　　　（　　）

（31～32 题备选答案）

  A. 糜烂　　　　　　B. 溃疡

  C. 瘢痕　　　　　　D. 抓痕

  E. 萎缩

31. 局限性皮肤或黏膜缺损形成创面，可深达真皮或更深位置的皮损为（　　）

32. 线状或点状的表皮或深达真皮浅层的剥脱性缺损为　　　　　　（　　）

【X/型/题】

33. 继发性皮损包括　　　　　　　（　　）

  A. 糜烂　　　　　　B. 溃疡

  C. 浸渍　　　　　　D. 囊肿

  E. 苔藓样变

34. 下列关于斑疹皮损特点的描述，正确的是　　　　　　　　　（　　）

  A. 皮肤黏膜的局限性颜色改变，皮损与周围皮肤平齐，无隆起或凹陷，大小可不一，形状可不规则

  B. 直径一般小于2cm，大于2cm 时称斑片

  C. 根据发生机制和特征不同可分为红斑、出血斑、色素沉着及色素减退（或脱失）斑等

  D. 红斑由局部皮肤真皮毛细血管扩张、充血所致，压之可褪色，又可分为炎症性红斑和非炎症性红斑

  E. 出血斑由毛细血管破裂后红细胞外渗到真皮内所致，压之不褪色，直径小于2mm 时称瘀点，大于2mm 时称瘀斑

35. 下列关于糜烂皮损特点的描述，错误的是　　　　　　　　　（　　）

  A. 损害达真皮深层

  B. 愈后留有瘢痕

  C. 愈后不留瘢痕

D. 多由水疱、脓疱破裂处表皮脱落所致

E. 其基底部常有坏死组织附着，边缘可陡直、倾斜或高于周围皮肤

36. 水疱可见于　　　　　　　　（　　）

    A. 湿疹　　　　　　B. 荨麻疹

    C. 带状疱疹　　　　D. 白痱

    E. 足癣

37. 皮损表现为斑疹的疾病包括　（　　）

    A. 丹毒　　　　　　B. 鲜红斑痣

    C. 黄褐斑　　　　　D. 白癜风

    E. 扁平疣

38. 痂的成分包括　　　　　　　（　　）

    A. 浆液　　　　　　B. 脓液

    C. 血液　　　　　　D. 脱落组织

    E. 药物

39. 可触及的皮损有　　　　　　（　　）

    A. 风团　　　　　　B. 斑块

    C. 丘疹　　　　　　D. 紫癜

    E. 结节

40. 结节的形成原因有　　　　　（　　）

    A. 炎症细胞的浸润

    B. 代谢产物的沉积

    C. 液体在皮肤腔隙内聚集

    D. 皮下血管扩张

    E. 真皮浅层细胞增殖

41. 糜烂和溃疡的鉴别点有　　　（　　）

    A. 皮肤缺损的面积

    B. 皮肤缺损的深度

    C. 愈后是否形成瘢痕

    D. 表面是否继发感染

    E. 基底是否有坏死组织附着

二、名词解释

1. secondary lesion

2. wheal

3. nodule

4. scar

5. lichenification

三、填空题

1. 皮肤病的局部症状主要有_____、_____、_____及_____等。

2. 皮肤的原发性损害主要有_____、_____、_____、_____、_____、_____、_____、_____。

3. 皮肤的继发性损害主要有_____、_____、_____、_____、_____、_____、_____、_____。

4. 形态介于斑疹与丘疹之间的稍隆起皮损称_____；丘疹顶部有小水疱称_____；丘疹顶部有小脓疱称_____。

5. 鳞屑为肉眼可见的_____，由_____或_____所致。

6. 瘢痕较周围正常皮肤表面低凹者称为_____，较周围正常皮肤高者称为_____。

7. 位于_____的水疱，疱壁薄，易干涸脱屑；位于_____的水疱，疱壁略厚不易破溃；位于_____的水疱，疱壁较厚，很少破溃。

四、简答题

1. 简述不同类型斑疹、斑片的特征、发生机制及临床意义。

2. 简述皮肤萎缩的形成及特点。

【参/考/答/案】

一、选择题

【A型题】

1. E	2. B	3. B	4. B	5. D
6. D	7. B	8. E	9. C	10. C
11. E	12. C	13. A	14. A	15. D
16. D	17. C	18. D	19. D	20. C
21. C				

【B型题】

22. A	23. B	24. A	25. A	26. C
27. E	28. D	29. B	30. C	31. B
32. D				

【X型题】

33. ABCE	34. ACDE	35. ABE
36. ACDE	37. ABCD	38. ABCDE
39. ABCE	40. AB	41. BCE

1. E【解析】体征指医师可用视觉或触觉检查出来的具有生理、病理学基础的客观病变。皮肤损害(简称皮损)是皮肤性病最重要的体征,丘疹属于原发性皮损。症状是患者主观感受到的不适感或其他影响生活质量的感觉,包括瘙痒、疼痛、烧灼感、麻木、感觉分离等。

2. B【解析】皮肤病患者最常见的症状是瘙痒,轻重不一,发作时间表现为持续性、阵发性或间断性,瘙痒范围可为局限性或泛发性。

3. B【解析】麻风病常导致神经受损,可出现麻木感和感觉异常。

4. B【解析】斑疹与周围皮肤平齐,无隆起或凹陷。

5. D【解析】瘀点属于出血斑,是斑疹的一类,由毛细血管破裂后红细胞外渗到真皮内所致,压之不褪色,直径<2mm,不高于皮面。斑块为直径>1cm的隆起性、浅表性皮损,顶端较扁平,多为丘疹扩大或融合而成。丘疹、风团、脓疱均高于皮面。

6. D【解析】红斑属于斑疹、斑片类,由局部皮肤真皮毛细血管扩张、充血所致,可分为炎症性红斑和非炎症性红斑。炎症性红斑有时可肿胀高起,可被触及。

7. B【解析】苔藓样变为慢性单纯性苔藓(神经性皮炎)和慢性湿疹的典型皮损。扁平疣、黄色瘤的典型皮损均为丘疹。荨麻疹的典型皮损为风团、红斑。急性湿疹皮损主要为丘疹、水疱、糜烂等。

8. E【解析】鲜红斑痣属于非炎症性红斑,由局部皮肤真皮毛细血管扩张、充血所致,压之可褪色。黄褐斑、花斑癣(又称花斑糠疹、汗斑)和白癜风属于色素沉着及色素脱失(减退)斑,是表皮细胞中色素增加、减少(或消失)所致,压之均不褪色。

9. C【解析】白癜风是表皮细胞中色素消失所致,故与炎症无关。

11. E【解析】丘疹的病因:表皮或真皮浅层细胞增殖——银屑病;代谢产物聚积——皮肤淀粉样变;炎症细胞浸润——湿疹。

12. C【解析】由细菌或非感染性炎症引起的脓疱为原发性皮损;水疱继发感染后形成的脓疱则为继发性皮损。

13. A【解析】结节的病因:炎性浸润——结节性红斑;代谢产物沉积——结节性

黄色瘤;组织增生——皮肤纤维瘤、脂肪瘤。

14. A【解析】囊肿大多位于真皮或更深位置,可触及。触感为囊性,有弹性。常见囊肿为皮脂腺囊肿、毛鞘囊肿、表皮囊肿。结节性红斑皮损主要为结节和斑块。

15. D【解析】溃疡损害常破坏基底层细胞,故愈合慢,可留有瘢痕。

16. D【解析】荨麻疹的皮损表现为红斑、风团,不出现鳞屑。亚急性湿疹皮损可出现鳞屑。

17. C【解析】浸渍是皮肤角质层吸收较多水分导致表皮变软变白的一种皮损表现。多由长时间浸水、长时间处于潮湿状态导致,常见于皮肤皱褶部位(如趾缝),摩擦后表皮易脱落,露出糜烂面,易继发感染。

18. D【解析】裂隙好发于掌跖、指趾、口角等部位。

19. D【解析】红斑狼疮属于萎缩性瘢痕。

20. C【解析】真皮萎缩,毛发可变细或消失。

21. C【解析】苔藓样变皮嵴隆起,皮沟加深。

22~25. ABAA【解析】斑疹直径≤1cm,斑片直径>1cm;瘀点直径<2mm,瘀斑直径>2mm;丘疹直径一般≤1cm;斑块直径>1cm。

35. ABE【解析】糜烂局限于表皮或黏膜上皮。E项为溃疡的皮损表现。

36. ACDE【解析】荨麻疹的皮损表现为红斑、风团,未见水疱;急性湿疹可见水疱、丘疹等损害,带状疱疹、白痱亦可见水疱,水疱鳞屑型足癣可见到水疱皮疹。

37. ABCD【解析】扁平疣的皮损表现为扁平的丘疹,是高于皮面的;丹毒、鲜红斑痣、黄褐斑、白癜风皮疹均是不高于皮面的斑疹,丹毒是炎症性红斑,鲜红斑痣是非炎症性红斑,黄褐斑、白癜风为局部皮肤色素改变。

38. ABCDE【解析】痂常附着于有渗液的创面上,由皮损中的浆液、脓液、血液与脱落组织和药物等混合干涸后凝结而成。

39. ABCE【解析】紫癜属于斑疹中一类,为出血斑,由毛细血管破裂后红细胞外渗到真皮内所致,不高于皮面,故不能触及。

41. BCE【解析】见下表。

糜烂和溃疡的鉴别要点

	糜烂	溃疡
皮损深度	局限于表皮或黏膜上皮	可深达真皮或更深位置
病因	水疱、脓疱破裂或浸渍处表皮脱落所致	感染、损伤、肿瘤、血管炎等引起
边缘	一般与周围皮肤平齐	陡直、倾斜或高于周围皮肤
愈后瘢痕	无	有
基底坏死组织附着	无	有

二、名词解释

1. 继发性皮损:由原发性皮损自然演变而来,或因搔抓、治疗不当引起。

2. 风团:暂时性、隆起性真皮浅层水肿引起的皮损,呈红色或苍白色,周围常有红晕,大小、形态不一,常伴剧痒,数小时消退,多不留痕迹。

3. 结节:为局限性、实质性、深在性皮损,呈圆形或椭圆形,触诊方可查出,触之有一定硬度或浸润感,可由真皮或皮下组织的炎性浸润、代谢产物沉积或组织增生引起。

4. **瘢痕**:真皮或深部组织损伤或病变后,新生结缔组织增生修复而成,可分为增生性和萎缩性两种。

5. **苔藓样变**:反复搔抓、不断摩擦导致的皮肤局限性粗糙增厚,常伴剧痒。皮损处界限清楚,皮嵴隆起,皮沟加深。

三、填空题

1. 瘙痒　疼痛　烧灼　麻木感
2. 斑疹(斑片)　斑块　丘疹　风团　水疱　脓疱　结节　囊肿

3. 糜烂　溃疡　鳞屑　浸渍　裂隙　瘢痕　萎缩　痂　抓痕　苔藓样变
4. 斑丘疹　丘疱疹　丘脓疱疹
5. 角质堆积　表皮细胞形成过快　正常角化过程受干扰
6. 萎缩性瘢痕　增生性瘢痕
7. 角质层下　棘细胞层　表皮下

四、简答题

1. 简述不同类型斑疹、斑片的特征、发生机制及临床意义。

答 见下表。

不同类型斑疹(斑片)的特征、发生机制及临床意义

		特征	发生机制及临床意义
红斑	炎性红斑	局部皮温高,可高出皮面,压之变白	局部真皮毛细血管扩张、充血所致,可见于丹毒
	非炎性红斑	局部皮温不高,压之褪色	主要由毛细血管扩张、数量增多导致,可见于鲜红斑痣
出血斑	瘀点	直径<2mm,压之不褪色	毛细血管破裂后红细胞外渗所致
	瘀斑	直径>2mm,压之不褪色	同上
色素相关斑	色素沉着斑	压之不褪色	表皮或真皮色素增加所致,可见于黄褐斑、花斑糠疹
	色素减退(脱失)斑	压之不褪色	表皮或真皮色素减少所致,可见于白癜风

2. 简述皮肤萎缩的形成及特点。

答 皮肤细胞或组织成分减少形成萎缩,是一种继发性、退行性病变。

表皮萎缩——变薄,表面可呈半透明、有细皱纹(羊皮纸样),皮沟变浅或消失。

真皮萎缩——局部凹陷,纹理可正常,毛发变细或消失。

皮下组织萎缩——局部凹陷明显。

(孙蔺波)

第5章 皮肤性病的辅助检查方法

【学/习/要/点】

一、掌握

皮肤组织病理学的常用术语及基本损害。

二、熟悉

皮肤影像学、实验室诊断及其他诊断方法。

【应/试/考/题】

一、选择题

【A/型/题】

1. 采取皮肤标本最常用的方法是 （　　）
   A. 环钻法　　　　B. 手术法
   C. 削切法　　　　D. 皮面剥离法
   E. 针吸法

2. 下列疾病中,组织病理学检查不具有高度诊断价值的是 （　　）
   A. 皮肤肿瘤
   B. 病毒感染性皮肤病
   C. 角化性皮肤病
   D. 结缔组织病
   E. 真菌感染性皮肤病

3. 下列组织病理学改变中,不仅限于表皮的是 （　　）
   A. 角化不全　　　B. 乳头瘤样增殖

C. 棘层松解　　　D. 颗粒层增厚
   E. 角化过度

4. 外科新分配医生,上班1个月后,两前臂发生红斑、丘疹,痒。怀疑新洁尔灭或酒精过敏,为了确诊拟做 （　　）
   A. 斑贴试验　　　B. 皮内试验
   C. 点刺试验　　　D. 划痕试验
   E. 组织胺试验

5. 较易发生过敏性休克的药物试验是
   （　　）
   A. 内服试验　　　B. 斑贴试验
   C. 皮内试验　　　D. 划痕试验
   E. 黏膜试验

6. 扁平苔藓的组织病理变化是 （　　）
   A. 色素增多　　　B. 色素减少
   C. 色素失禁　　　D. 表皮萎缩
   E. 疣状增生

7. 天疱疮患者皮损中可见表皮细胞间失去粘连而呈松解状态,出现表皮内裂隙或水疱这种皮肤组织病理学变化称为 （　　）
   A. 棘层肥厚　　　B. 表皮水肿
   C. 微脓肿　　　　D. 棘层松解
   E. 基底细胞液化变性

8. 可出现于结核、梅毒、麻风、异物反应等疾病的组织病理变化为 （　　）
   A. 表皮水肿
   B. 微脓肿
   C. 基底细胞液化变性
   D. 肉芽肿
   E. 棘层松解

9. 角栓常见于 （　　）
   A. 盘状红斑狼疮　　B. 寻常型银屑病
   C. 扁平苔藓　　　　D. 接触性皮炎
   E. 寻常疣

10. 通过组织病理学检查才能确定诊断的疾病是 （　　）
    A. 结缔组织病
    B. 肉芽肿性皮肤病
    C. 皮肤肿瘤
    D. 代谢性皮肤病
    E. 大疱性皮肤病

11. 下列关于组织病理学检查取材的描述,正确的是 （　　）
    A. 大疱性皮肤病选择陈旧皮损
    B. 感染性皮肤病取材时不应包含有正常组织
    C. 环状损害应选择中央部分
    D. 结节性损害取标本时应达到足够深度
    E. 感染性皮肤病应选择陈旧皮损

12. 下列组织病理学改变中属于表皮病变的是 （　　）
    A. 肉芽肿　　　B. 黏液变性
    C. 乳头瘤样增生　D. 脂膜炎
    E. 嗜碱性变性

13. 下列关于颗粒层增厚的描述,错误的是 （　　）
    A. 可因细胞增生所致
    B. 可见于慢性单纯性苔藓
    C. 可见于扁平苔藓
    D. 可因细胞肥大所致
    E. 表皮突增宽

14. 表现为角化不全的皮肤病是 （　　）
    A. 扁平苔藓　　　B. 银屑病
    C. 白癜风　　　　D. 鱼鳞病
    E. 盘状红斑狼疮

15. 可见基底细胞液化变性的皮肤病是 （　　）
    A. 银屑病　　　　B. 荨麻疹
    C. 扁平苔藓　　　D. 接触性皮炎
    E. 湿疹

16. 角化不全是指表皮角质层细胞中仍保留 （　　）
    A. 细胞膜　　　　B. 细胞器
    C. 细胞核　　　　D. 内质网
    E. 线粒体

17. 不典型的角质形成细胞排列成同心圆,接近中心时角化称为 （　　）
    A. 角珠　　　　　B. 胶样小体
    C. 鳞状旋涡　　　D. 细胞巢
    E. 细胞间桥

18. 细胞间水肿可见于 （　　）
    A. 皮炎湿疹　　　B. 扁平苔藓
    C. 掌跖角化病　　D. 银屑病
    E. 毛囊角化病

19. 疣状痣的主要组织病理学表现为 （　　）
    A. 颗粒层增厚
    B. 疣状增生
    C. 假上皮瘤样增生

D. 棘层肥厚

E. 乳头瘤样增生

20. 黑棘皮病主要病理表现为　　（　　）

　　A. 疣状增生

　　B. 乳头瘤样增生

　　C. 假上皮样瘤样增生

　　D. 角化不良

　　E. 颗粒层增厚

21. 病毒性皮肤病主要病理表现为（　　）

　　A. 细胞内水肿

　　B. 棘层松解

　　C. 基地细胞液化变性

　　D. 微脓肿

　　E. 细胞间水肿

22. 下列关于细胞间水肿的描述, 错误
的是　　　　　　　　　（　　）

　　A. 细胞间液体增多

　　B. 细胞间隙增宽

　　C. 细胞间桥粒拉长

　　D. 细胞间失去粘连

　　E. 水肿严重时形成表皮内水疱

23. 主要病理表现为假上皮瘤样增生的是

　　　　　　　　　　　（　　）

　　A. 慢性肉芽肿性疾病

　　B. 黑棘皮病

　　C. 寻常疣

　　D. 慢性皮炎

　　E. 扁平苔藓

24. 细胞内水肿主要发生于　　（　　）

　　A. 透明层　　　　B. 棘层

　　C. 颗粒层　　　　D. 基底层

　　E. 角质层

25. 下列关于 Kogoj 微脓肿的描述, 错误
的是　　　　　　　　　（　　）

　　A. 由异型淋巴细胞组成

B. 可见于脓疱型银屑病

C. 多房型脓疱

D. 发生于颗粒层或棘层上部

E. 由中性粒细胞组成

26. 能够对皮肤进行更深的探查范围, 对
皮肤各层次进行横向扫描, 获得细胞
排列方式、细胞形态及异常结构等信
息的检查是　　　　　　　（　　）

　　A. 皮肤镜

　　B. 皮肤反射式共聚焦显微镜(RCM)

　　C. 皮肤超声

　　D. 皮肤摄影

　　E. 直接免疫荧光

27. 最常用的真菌检查方法是　　（　　）

　　A. 墨汁涂片　　　B. 涂片染色

　　C. 直接涂片　　　D. 培养

　　E. 组织切片染色

28. 下列关于淋球菌(淋球菌检查涂片染
色镜检所见)的描述, 错误的是（　　）

　　A. 多形核细胞

　　B. 细胞内外成双排列

　　C. 呈肾形

　　D. 革兰阴性双球菌

　　E. 菌体细长, 两端尖直

29. 用于梅毒螺旋体特异性诊断的是

　　　　　　　　　　　（　　）

　　A. 梅毒螺旋体颗粒凝集试验

　　B. 快速血浆反应素环状卡片试验

　　C. 梅毒螺旋体直接检查

　　D. 不加热血清反应素试验

　　E. 甲苯胺红不需加热血清试验

30. 醋酸白试验用于检测　　　（　　）

　　A. 毛滴虫

　　B. 人类乳突状瘤病毒

　　C. 单纯疱疹病毒

D.梅毒螺旋体

E.人型支原体

31.下列属于浅部真菌标本的是　（　）

A.甲屑　　　　B.脑脊液

C.粪便　　　　D.血液

E.痰液

32.下列关于直接涂片的描述,正确的是

（　）

A.为最简单而重要的诊断方法

B.将标本放置于玻片上后,加1滴10%的 NaCl 溶液

C.不能检查出有无菌丝和孢子

D.能确定菌种

E.操作过程中标本不需要加热

33.直接免疫荧光法检查梅毒螺旋体呈

（　）

A.红色荧光　　　B.绿色荧光

C.紫色荧光　　　D.蓝色荧光

E.银白色荧光

34.斑贴试验后受试部位有淡红斑为

（　）

A.可疑反应　　　B.阳性反应

C.强阳性反应　　D.超强阳性反应

E.阴性

35.斑贴试验去除斑贴的时间为　（　）

A.12 小时　　　B.24 小时

C.48 小时　　　D.72 小时

E.96 小时

【B/型/题】

(36~37 题共用备选答案)

A.嗜碱性变性　　B.渐进性坏死

C.黏液变性　　　D.肉芽肿

E.假上皮瘤样增生

36.可见于胫前黏液水肿的组织病理改变是　（　）

37.可见于类风湿结节的组织病理改变是

（　）

(38~39 题共用备选答案)

A.脂膜炎　　　　B.渐进性坏死

C.黏液变性　　　D.嗜碱性变性

E.嗜酸性变性

38.可分为间隔性和小叶性两类的组织病理改变是　（　）

39.可见于日光性角化病的组织病理改变是　（　）

(40~42 题共用备选答案)

A.直接免疫荧光法

B.间接免疫荧光法

C.免疫酶标法

D.斑贴试验

E.皮内试验

40.用于检测病变组织中存在的抗体或补体的方法是　（　）

41.用于检测血清中存在的循环自身抗体的是　（　）

42.可用于肿瘤的鉴别诊断的是　（　）

【X/型/题】

43.组织病理学检查具有高度诊断价值的疾病有　（　）

A.恶性黑素瘤　　B.病毒性皮肤病

C.日光角化病　　D.红斑狼疮

E.脓疱型银屑病

44.皮肤组织的取材方法包括　（　）

A.手术法　　　　B.针刺法

C.削切法　　　　D.刮除法

E.环钻法

45. 下列关于 Pautrier 微脓肿的描述,正确的是 （　　）
    A. 表皮内淋巴样细胞聚集形成的细胞巢
    B. 外毛根鞘淋巴样细胞聚集形成的细胞巢
    C. 角质层内聚集中性粒细胞
    D. 见于 T 细胞淋巴瘤
    E. 是多房性脓疱

46. 纤维蛋白样变性可见于 （　　）
    A. 日光性角化病
    B. 红斑狼疮
    C. 弹力纤维假黄瘤
    D. 变应性血管炎
    E. 银屑病

47. 皮肤标本的处理可选择 （　　）
    A. 25% 的甲醛　　B. 75% 乙醇
    C. 95% 的乙醇　　D. 10% 的甲醛
    E. 70% 的乙醇

48. 渐进性坏死见于 （　　）
    A. 红斑狼疮
    B. 类脂质渐进性坏死
    C. 类风湿结节
    D. 环状肉芽肿
    E. 变应性血管炎

49. 点刺试验和划痕试验的适应证为 （　　）
    A. 荨麻疹　　　　B. 特应性皮炎
    C. 接触性皮炎　　D. 药疹
    E. 职业性皮炎

50. 疥螨检查选择皮损的部位是 （　　）
    A. 背部　　　　　B. 指缝
    C. 手腕屈侧　　　D. 手背
    E. 乳房下

51. 用于梅毒的筛选诊断及疗效判断的检查包括 （　　）
    A. 快速血浆反应素环状卡片试验
    B. 不加热血清反应素试验
    C. 甲苯胺红不需加热血清试验

D. 性病研究实验室试验
E. 梅毒螺旋体血凝试验

52. 真菌检查方法包括 （　　）
    A. 直接涂片
    B. 墨汁涂片
    C. 免疫荧光
    D. 涂片或组织切片染色
    E. 培养

53. 直接免疫荧光显示的部位可为 （　　）
    A. 棘细胞核　　　B. 血管壁
    C. 皮肤基底膜带　D. 棘细胞膜
    E. 棘细胞质

54. 梅毒螺旋体直接检查的标本可为 （　　）
    A. 组织研磨液
    B. 淋巴结穿刺液
    C. 病灶组织渗出物
    D. 血液
    E. 结膜分泌物

二、名词解释

1. squamous pearls
2. reticular degeneration
3. ballooning degeneration
4. verrucous hyperplasia
5. necrobiosis
6. incontinence of pigment

三、填空题

1. 脂膜炎是指炎症反应引起皮下脂肪组织不同程度的_____、_____、_____或_____。

2. 纤维蛋白样变性是结缔组织因病变而呈现_____、_____、_____,显示出纤维蛋白的染色反应。

3. 角化过度见于_____、_____、_____等。

4. 角化不全为角质层内仍有残留的细胞核,常伴颗粒层_____或_____。

见于_____、_____、_____等。

5. 颗粒层增厚是指颗粒层变厚,因_____和(或)_____所致。

6. 表皮水肿可分为_____、_____。

7. 滤过紫外线检查主要用于诊断_____、_____、_____。

8. 墨汁涂片是用于检测_____及_____。

9. 免疫组化技术包括_____、_____、_____。

10. Wood 灯是高压汞灯发射出的波长为_____的光波。

四、简答题

1. 何谓棘层松解? 常见于哪些皮肤病? 简述棘层松解细胞的特点。

2. 简述组织病理学检查皮损的选择原则。

五、论述题

试述斑贴试验的目的、适应证、结果意义及注意事项。

【参 / 考 / 答 / 案】

一、选择题

【A 型题】

1. B	2. D	3. B	4. A	5. C
6. C	7. D	8. D	9. A	10. C
11. D	12. C	13. E	14. B	15. C
16. C	17. A	18. A	19. B	20. B
21. A	22. D	23. A	24. B	25. A
26. B	27. C	28. E	29. A	30. B
31. A	32. A	33. B	34. A	35. C

【B 型题】

36. C	37. B	38. A	39. D	40. A
41. B	42. C			

【X 型题】

43. ABC	44. ACE	45. ABD
46. BD	47. CD	48. BCD
49. ABD	50. BCE	51. ABCD
52. ABDE	53. BCD	54. ABC

2. D【解析】结缔组织性疾病主要根据免疫学检查结果进行具体分型、定性。

3. B【解析】乳头瘤样增生从真皮乳头体不规则向上增生,表皮也不规则增生。

4. A【解析】斑贴试验适用于测试 IV 型变态反应,适应证主要为接触性皮炎、职业性皮炎、化妆品性皮炎及手部湿疹。患者怀疑是新洁尔灭液或酒精过敏,说明有接触这些物品病史,要考虑接触性皮炎。

5. C【解析】皮内试验主要检测速发型超敏反应,反应时间迅速,容易引发过敏性休克。

8. D【解析】肉芽肿是各种原因所致慢性增殖性疾病,以局部组织细胞为主的结节状病灶,内含组织细胞、多核巨细胞、淋巴细胞、浆细胞及中性粒细胞,主要见于结节病、麻风、梅毒、结核及各种深部真菌病。

11. D【解析】大疱性皮肤病取材应取新鲜皮损,环状损害应选择活动边缘部分,感染性疾病应选择近成熟的皮损,取材应包含一小部分正常皮肤,结节性损害应达足够深度。

13. E【解析】表皮突增宽或延长为棘层肥厚的表现。

22. D【解析】细胞间水肿是细胞间液体增多,细胞间隙增宽,细胞间桥拉长,水肿严重时形成表皮内水疱,细胞间失去粘连是棘层松解的表现。

25. A【解析】Kogoj微脓肿是颗粒层或棘层上部海绵形成的基础上中性粒细胞聚集成多房性脓疱,主要见于脓疱型银屑病。

28. E【解析】菌体细长,两端尖直是梅毒螺旋体菌体形态。

32. A【解析】直接涂片将标本放置于玻片上后,加一滴10%的KOH溶液;能检查出有无菌丝和孢子但不能确定菌种;操作过程中标本需要加热溶解角质。

43. ABC【解析】红斑狼疮及脓疱型银屑病主要是通过免疫检查明确诊断,其他三项是通过组织病理学明确诊断。

49. ABD【解析】荨麻疹、特应性皮炎及药疹均是过敏性疾病,点刺试验及划痕试验为检测过敏性疾病的检查。斑贴试验适用于接触性皮炎、职业性皮炎。

51. ABCD【解析】梅毒螺旋体血凝试验为梅素螺旋体抗原血清试验,具有特异性,阳性即可确诊,不属于筛选试验。

二、名词解释

1. 角珠:恶性疾病中角化不良细胞可呈同心性排列,接近中心部逐渐出现角化,常见于鳞状细胞癌,又称为癌珠。

2. 网状变性:棘层细胞内水肿导致细胞膨胀破裂,邻近残留的胞膜连成许多网状中隔,最终形成多房性水疱。

3. 气球状变性:棘层细胞内水肿,细胞高度肿胀呈气球状改变。

4. 疣状增生:表皮角化过度、颗粒层增生、棘层肥厚和乳头瘤样增生同时存在,宛如山峰林立。

5. 渐进性坏死:真皮结缔组织纤维及其内的血管等均失去正常的着色能力,却仍可见其轮廓,且无明显炎症,边缘常可见成纤维细胞、组织细胞或上皮样细胞呈栅栏状排列。可见于一些肉芽肿性皮肤病中。

6. 色素失禁:基底细胞及黑素细胞损伤后,黑素从这些细胞中脱落到真皮上部,或者被吞噬细胞吞噬,或者游离在组织间隙中。

三、填空题

1. 炎症浸润　水肿　液化　变性坏死
2. 明亮　嗜伊红　均质性改变
3. 扁平苔藓　掌跖角化病　鱼鳞病
4. 变薄　消失　银屑病　玫瑰糠疹　汗孔角化症
5. 细胞增生　细胞肥大
6. 细胞内水肿　细胞间水肿
7. 色素异常性皮肤病　皮肤感染　卟啉病
8. 隐球菌　其他有荚膜的孢子
9. 直接免疫荧光法　间接免疫荧光法　免疫酶标法
10. 320~400nm

四、简答题

1. 何谓棘层松解? 常见于哪些皮肤病? 简述棘层松解细胞的特点。

答 (1)棘层松解指表皮细胞内张力原纤维及桥粒脱离,桥粒变性分解,间桥断裂,致棘细胞之间失去连接而松解,导致表皮内裂隙、水疱及大疱形成。常见于天疱疮、家族性良性天疱疮、毛囊角化病及一些病毒性皮肤病。

(2)棘层松解细胞特点是松解而游离的细胞肿大,核周有淡色晕,核染色质均匀化,无棘突。

2. 简述组织病理学检查皮损的选择原则。

答 见下表。

组织病理学检查皮损的选择原则

皮肤疾病性质	标本选择原则
一般情况	取未经治疗的成熟皮损,应包括一小部分正常组织,以便与病变组织对照。尽量避免取腹股沟、腋窝、关节及面部等部位的皮损
炎症性	取近成熟期的皮损
肿瘤性	取典型皮损
大疱性及感染性	取新鲜皮损
环状损害	取边缘部分
结节性损害	达足够深度

五、论述题

试述斑贴试验的目的、适应证、结果意义及注意事项。

答 (1)试验目的:测验患者的皮肤是否对某项物质具有过敏性(检测Ⅳ型变态反应)。

(2)适应证:接触性皮炎、职业性皮炎、手部湿疹、化妆品皮炎等。

(3)结果意义:阳性反应表示对受试物过敏,阴性反应表示对受试物不过敏。见下表。

斑贴试验的结果及意义

受试部位表现	意义
无反应	阴性(-)
淡红斑	可疑反应(±)
轻度红斑、浸润、少量丘疹	阳性反应(+)
水肿性红斑、丘疹、水疱	强阳性反应(++)
显著红肿、浸润,聚合性水疱、大疱	超强阳性反应(+++)

(4)注意事项:①应注意区分过敏反应及刺激反应。阴性反应可能与试剂浓度低、斑试物质与皮肤接触时间太短、全身或局部应用糖皮质激素等有关。②不宜在皮肤病急性发作期试验。③不可用高浓度的原发性刺激物试验。④受试前1周及受试期间,禁用糖皮质激素类药和免疫抑制剂;受试前3天及受试期间,禁用抗组胺药。⑤斑贴应避免沾水、牵拉。⑥避免过度体力活动。⑦受试期间出现全身过敏及局部炎症时,及时就医。⑧如见可疑反应,重复试验。

(孙　宁)

第6章　皮肤性病的诊断

【学/习/要/点】

一、掌握

皮肤性病的体格检查。

二、熟悉

皮肤性病的病史采集及病案书写。

【应/试/考/题】

一、选择题

【A/型/题】

1. 主诉字数(包括标点)不超过　　(　　)
   A. 7　　　　　　　　B. 10
   C. 15　　　　　　　 D. 21
   E. 35

2. 患者的个人史不包括　　　　(　　)
   A. 生活习惯　　　　B. 家族史
   C. 生育情况　　　　D. 性活动史
   E. 饮食习惯

【B/型/题】

(3~4题共用备选答案)
A. 皮肤黏膜交界处
B. 躯干沿肋骨方向与皮纹平行

C. 致敏物接触部位
D. 沿某一周围神经呈带状分布
E. 多发于身体一侧

3. 单纯疱疹好发于　　　　　　(　　)
4. 玫瑰糠疹好发于　　　　　　(　　)

【X/型/题】

5. 患者的主诉包括　　　　　　(　　)
   A. 就诊的主要原因
   B. 疾病的发生及进展时间
   C. 患者疾病的诊治过程
   D. 疾病的诱因
   E. 相关的全身症状

二、填空题

1. 皮肤病在体格检查时,视诊须明确皮损的
   _____、_____和_____,

其中明确皮损的性质需观察皮损的_____、_____、_____、_____、_____、_____、_____和_____。

2.患者的一般情况包括_____、_____、_____、_____、_____、_____。

三、简答题

简述皮肤性病住院病历的内容及格式。

【参/考/答/案】

一、选择题

【A型题】

1. D　　2. B

【B型题】

3. A　　4. B

【X型题】

5. AB

2. B【解析】个人史包括患者的生活习惯、饮食习惯、婚姻情况、生育情况及性活动史等。

5. AB【解析】患者的主诉包括患者就诊原因及疾病发生及进展时间。疾病的诱因、诊治过程及相关症状属于现病史内容。

二、填空题

1. 性质　排列特征　分布　大小　颜色　数目　形状　表面特点　内容物　界限及边缘　与皮面的关系

2. 姓名　性别　年龄　职业　婚姻　籍贯　住址

三、简答题

简述皮肤性病住院病历的内容及格式。

答 （1）一般资料：姓名、性别、年龄、婚姻、职业、籍贯、民族、住址、入院日期、记录日期等。

（2）病史。

入院记录内容及格式：

1）一般资料及主诉。

2）现病史。

3）既往史。

4）个人史、月经史、婚育生育史。

5）家族史。

6）病史采集及记录。

7）体格检查（包括全身体格检查及皮肤性病专科检查的详细记录）。

8）实验室及特殊检查结果。

9）鉴别诊断及诊断依据。

10）诊疗计划。

11）医师签名。

（胡文韬）

第7章　皮肤性病的治疗

【学/习/要/点】

一、掌握

皮肤性病常用系统药物治疗的药物种类、适应证、主要不良反应。

二、熟悉

外用药物的种类、剂型和治疗原则。

【应/试/考/题】

一、选择题

【A/型/题】

1. H_2 受体主要分布在 　　　（　　）
   A. 皮肤　　　　　B. 黏膜
   C. 血管　　　　　D. 脑组织
   E. 消化道

2. H_1 受体拮抗剂的作用机制为　（　　）
   A. 降低机体对组胺的反应
   B. 阻止和减少组胺的释放
   C. 促进组胺在体内分解、排泄
   D. 与组胺竞争结合受体
   E. 降压

3. 下列关于组胺作用的描述,错误的是
   　　　　　　　　　　　（　　）
   A. 毛细血管扩张　　B. 血管通透性增加
   C. 淋巴细胞浸润　　D. 平滑肌收缩
   E. 血压下降

4. 不属于 H_1 受体拮抗剂的药物是（　　）
   A. 氯苯那敏　　　　B. 赛庚啶
   C. 苯海拉明　　　　D. 西咪替丁
   E. 西替利嗪

5. 属于第一代 H_1 受体拮抗剂的是（　　）
   A. 氯雷他定　　　　B. 非索非那定
   C. 咪唑斯汀　　　　D. 氯苯那敏
   E. 西替利嗪

6. 下列关于第一代 H_1 受体拮抗剂的描述,错误的是　　　　　　（　　）
   A. 可导致嗜睡、乏力、困倦等
   B. 青光眼患者慎用
   C. 前列腺肥大患者慎用
   D. 不易透过血脑屏障
   E. 可导致瞳孔扩大

7. 下列关于第二代 H_1 受体拮抗剂的描述,错误的是　　　　　　（　　）
   A. 不易透过血脑屏障
   B. 中枢镇静作用强

C. 作用时间较长

D. 不良反应较少

E. 抗胆碱能作用较小

8. 孕妇抗过敏治疗不宜用　　（　　）

A. 钙剂　　　　B. 氯苯那敏

C. 维生素 C　　D. 苯海拉明

E. 西替利嗪

9. 糖皮质激素不良反应不包括　（　　）

A. 加重感染　　B. 诱发高血压

C. 恶心　　　　D. 骨质疏松

E. 满月脸

10. 属于低效糖皮质激素的药物是（　　）

A. 甲泼尼龙　　B. 氢化可的松

C. 曲安西龙　　D. 地塞米松

E. 倍他米松

11. 不适合外用糖皮质激素治疗的疾病是

　　　　　　　　　　　（　　）

A. 接触性皮炎　B. 异位性皮炎

C. 寻常型天疱疮 D. 固定型药疹

E. 体癣

12. 免疫抑制剂通常可用于治疗　（　　）

A. 湿疹　　　　B. 寻常痤疮

C. 皮肌炎　　　D. 神经性皮炎

E. 鹅口疮

13. 下列关于两性霉素 B 的描述,错误的是

　　　　　　　　　　　（　　）

A. 对深部真菌抑制作用较强

B. 主要口服给药

C. 最高剂量不超过 1mg/(kg·d)

D. 主要通过改变细胞膜的通透性来杀菌

E. 不良反应可见寒战、发热、恶心呕吐

14. 下列不属于唑类抗真菌药的是（　　）

A. 联苯苄唑　　B. 伊曲康唑

C. 氟康唑　　　D. 特比萘芬

E. 咪康唑

15. 治疗孢子丝菌病的首选药是　（　　）

A. 灰黄霉素　　B. 碘化钾

C. 酮康唑　　　D. 制霉菌素

E. 特比萘芬

16. 不挥发的药物溶于乙醇溶液称为（　　）

A. 酊剂　　　　B. 溶液

C. 洗剂　　　　D. 油剂

E. 醑剂

17. 可外用的维 A 酸制剂是　　（　　）

A. 维胺酯　　　B. 他扎罗汀

C. 阿维 A 酸　　D. 芳香维 A 酸乙酯

E. 阿维 A 酯

18. 属于烷化剂类的免疫抑制剂是（　　）

A. 环磷酰胺　　B. 硫唑嘌呤

C. 甲氨蝶呤　　D. 环孢素

E. 他克莫司

19. 皮肤出现红斑、水肿、糜烂及渗液,外用药首选　　　　　　　（　　）

A. 软膏　　　　B. 霜剂

C. 粉剂　　　　D. 油剂

E. 溶液

20. 糊剂不适合用于　　　　　（　　）

A. 躯干皮损　　B. 头部皮损

C. 面部皮损　　D. 褶皱部皮损

E. 四肢皮损

21. 软膏不宜用于　　　　　　（　　）

A. 苔藓样变

B. 皮肤干燥

C. 急性皮炎、湿疹渗出期

D. 皮肤增殖、肥厚

E. 慢性湿疹

22. 窄谱 UVB 的波长为　　　　（　　）

A. 532nm　　　B. 380nm

C. 311nm　　　D. 180nm

E. 370nm

23. 光化学疗法采用的光源是　（　　）

A. 红外线　　　B. UVA

C. UVB　　　　D. UVC

E. UVA1

(24～25 题共用备选答案)

A. 氩离子激光

B. CO_2 激光

C. 长脉冲红宝石激光

D. 铜蒸汽激光

E. 点阵激光

24. 适用于治疗痤疮瘢痕,有除皱嫩肤功效的是　　　　　　　(　　)

25. 适用于去除疣、各种增生物的是 (　　)

(26～27 题共用备选答案)

A. 糊剂　　　　　B. 油剂

C. 软膏　　　　　D. 涂膜剂

E. 粉剂

26. 治疗间擦部位无糜烂、渗出的急性皮炎,宜选剂型是　　　　　(　　)

27. 常用于治疗慢性皮炎,也可用于职业病防护的剂型是　　　　　(　　)

【X/型/题】

28. 糖皮质激素的药理作用是 (　　)

A. 抗休克　　　　B. 抗增生

C. 抗细胞毒　　　D. 免疫抑制

E. 抗炎

29. 下列关于药物药理作用的描述,正确的是　　　　　　　　　(　　)

A. 膦甲酸直接抑制病毒特异的 DNA 多聚酶和反转录酶

B. 阿昔洛韦对病毒 DNA 多聚酶有强大的抑制作用

C. 阿糖腺苷通过抑制病毒 DNA 多聚酶抑制 DNA 病毒的合成

D. 唑类可通过抑制细胞色素 P450 依

赖酶干扰真菌细胞麦角固醇的合成

E. 甲氨蝶呤可拮抗叶酸代谢

30. 维 A 酸类药物的药理作用为 (　　)

A. 抑制炎症

B. 调节上皮细胞的生长和分化

C. 调节免疫

D. 抗病毒

E. 抗菌

31. 下列关于溶液的描述,正确的是 (　　)

A. 溶液是药物的水溶液

B. 可用溶液进行湿敷

C. 溶液具有清洁、收敛作用

D. 溶液主要用于急性皮炎、湿疹类疾病

E. 溶液可用于慢性肥厚性皮损部位

32. 下列关于各种剂型定义的描述,正确的是　　　　　　　　　(　　)

A. 酊剂和醑剂是药物的酒精溶液或浸液

B. 洗剂是粉剂与水的混合物并互相溶解

C. 油剂是用植物油溶解药物或与药物混合

D. 乳剂是油和水经乳化而成的剂型

E. 粉剂是一种或多种干燥粉末状药物均匀混合而成

33. 下列关于外用药物剂型选择原则的描述,正确的是　　　　　(　　)

A. 急性皮炎仅有红斑、丘疹而无渗液时可选用粉剂或洗剂

B. 炎症较重,糜烂、渗出较多时宜选用软膏

C. 亚急性皮炎渗出不多者宜选用溶液

D. 慢性皮炎可选用乳剂、软膏、硬膏等

E. 糜烂、渗出较多时选择溶液、洗剂

34. 冷冻疗法适用于 (　　)

A. 鲜红斑痣

B. 瘢痕疙瘩

C. 寻常疣

D. 良性肿瘤或新生物

E. 色素性疾病

35. 紫外线照射的临床效应有　　（　　）
　　A. 加速血液循环
　　B. 促进合成维生素 D
　　C. 抑制色素合成
　　D. 免疫增强
　　E. 增强皮肤的屏障功能

36. 抗组胺药物有　　　　　　（　　）
　　A. 苯海拉明　　　B. 溴化钙
　　C. 氯苯那敏　　　D. 地塞米松
　　E. 西替利嗪

37. 皮肤移植术包括　　　　　（　　）
　　A. 游离皮片移植术
　　B. 皮瓣移植术
　　C. 表皮移植术
　　D. 自体表皮移植术
　　E. 刃厚皮片移植术

二、名词解释
1. tincture and spiritus
2. photodynamic therapy（PDT）
3. gel
4. antihistamines
5. fractional lasers

三、填空题
1. 皮肤病的治疗可分为＿＿＿＿＿、＿＿
　　＿＿＿＿＿、＿＿＿＿＿、＿＿＿＿＿。
2. 电疗法包括＿＿＿＿＿、＿＿＿＿＿、
　　＿＿＿＿＿和＿＿＿＿＿。
3. 乳剂有两种类型，一种是＿＿＿＿，称
　　为＿＿＿＿＿；另一种是＿＿＿＿＿，
　　称为＿＿＿＿。
4. 冷冻疗法中，常用的冷冻剂有＿＿＿＿、
　　＿＿＿＿＿，其中以＿＿＿＿＿最为
　　常用。

四、简答题
1. 简述维 A 酸类药的作用机制及不良
　　反应。
2. 简述抗组胺药的药理作用、适应证和不
　　良反应。
3. 简述糖皮质激素系统应用的药理作用、
　　适应证及不良反应。

五、论述题
试述皮肤科外用药物的治疗原则。

【参/考/答/案】

一、选择题

【A 型题】

1. E	2. D	3. C	4. D	5. D
6. D	7. B	8. E	9. C	10. B
11. E	12. C	13. B	14. D	15. B
16. A	17. B	18. A	19. E	20. B
21. C	22. C	23. B		

【B 型题】
24. E　　25. B　　26. E　　27. D

【X 型题】

28. ABCDE	29. ABCDE	30. ABC
31. ABCD	32. ACDE	33. ADE
34. BCD	35. ABE	36. ACE
37. ABCDE		

1. E【解析】H_1 受体主要分布在皮肤、黏膜、血管及脑组织，H_2 受体主要分布在消化道，皮肤微小血管有 H_1、H_2 两种受体存在。

3. C【解析】组胺可引起毛细血管扩张、血管通透性增高、血压下降及平滑肌收缩、呼吸道分泌物增加。无淋巴细胞浸润的作用。

4. D【解析】西咪替丁属于 H_2 受体拮抗剂。

5. D【解析】第一代 H_1 受体拮抗剂常见的包括：氯苯那敏，苯海拉明，多塞平，赛庚啶，异丙嗪及酮替芬。

6. D【解析】第一代 H_1 受体拮抗剂药物易透过血脑屏障，第二代 H_1 受体拮抗剂不易透过血脑屏障。

7. B【解析】第二代 H_1 受体拮抗剂不易透过血脑屏障，中枢镇静作用弱，中枢神经系统反应较为少见。

8. E【解析】西替利嗪属于第二代 H_1 受体拮抗剂，婴幼儿、孕妇、哺乳妇女慎用。

9. C【解析】长期大量系统应用糖皮质激素可导致多种不良反应，相对较轻的有满月脸、向心性肥胖、萎缩纹、皮下出血、痤疮及多毛，严重者可诱发或加重糖尿病、高血压、白内障、病原微生物感染、消化道黏膜损害、肾上腺皮质功能减退、水电解质紊乱、骨质疏松、缺血性骨坏死、神经精神系统症状等，一般无恶心。

11. E【解析】体癣因真菌感染所致，外用糖皮质激素会抑制皮肤的免疫力而加重真菌感染。

14. D【解析】特比萘芬属于丙烯胺类抗真菌药。

19. E【解析】因有糜烂及渗出故选择溶液，溶液主要用于急性皮炎湿疹类疾病。

20. B【解析】糊剂，毛发部位不宜应用。

21. C【解析】软膏宜用于慢性湿疹、慢性苔藓样变，因其可阻止水分蒸发，不宜用于急性皮炎、湿疹的渗出期。

22. C【解析】窄波紫外线的波长为 $311 \pm 2nm$。

31. ABCD【解析】慢性肥厚性皮损多用乳膏制剂。

32. ACDE【解析】洗剂是粉剂与水的混合，二者互不相溶。

33. ADE【解析】炎症较重，糜烂、渗出较多时宜用溶液湿敷。亚急性皮炎渗出不多时宜用糊剂或油剂。

34. BCD【解析】冷冻疗法适用于各种疣、化脓性肉芽肿、结节性痒疹、瘢痕疙瘩、表浅良性肿瘤等。

35. ABE【解析】紫外线照射治疗可促进色素生成、抑制免疫。

37. ABCDE【解析】皮肤移植术包括游离皮片移植术、皮瓣移植术和表皮移植术，其中游离皮片移植术包括表层(刃厚)皮片移植术、中厚(断层)皮片移植术、全层(全厚)皮片移植术。

二、名词解释

1. 酊剂和醑剂：药物的乙醇溶液或浸液，酊剂是非挥发性药物的乙醇溶液，醑剂是挥发性药物的乙醇溶液。

2. 光动力疗法：内服或外用光敏剂后照射 UVA 的疗法，原理为光敏剂在 UVA 的照射下与 DNA 中的胸腺嘧啶形成光化合物，抑制 DNA 的复制，从而抑制细胞增生和炎症。

3. 凝胶：以高分子化合物和有机溶液如丙二醇、聚乙二醇为基质配成的外用药物。

4. 抗组胺药：能与组胺竞争组胺受体，使组胺不能与相应受体结合，从而失去其作用，达到治疗效果的药物。

5. 点阵激光/像素激光：激光光斑作用于皮肤时形成密集的筛孔微治疗区，损伤局限于微治疗区及其邻近组织，可减少周围组织损伤并缩短愈合时间。

三、填空题

1. 外用药物治疗　系统药物治疗　物理治疗　皮肤外科治疗

2. 电解术　电干燥术　电凝固术　电烙术

3. 油包水　脂　水包油　霜

4. 液氮　二氧化碳雪　液氮

四、简答题

1. 简述维 A 酸类药的作用机制及不良反应。

答　(1)作用机制：①调节上皮细胞和其他细胞的生长和分化；②对某些恶性细胞生长有抑制作用；③调节免疫和炎症过程。

(2)不良反应：致畸、高甘油三酯血症、高血钙、骨骼早期闭合、皮肤黏膜干燥、肝功能异常等。

2. 简述抗组胺药的药理作用、适应证和不良反应。

答　见下表。

抗组胺药的药理学作用、适应证和不良反应

	药理作用	适应证	不良反应
第一代 H_1 受体拮抗剂	抗组胺、抑制中枢、抗胆碱能、抗 5 - 羟色胺	荨麻疹、药疹、湿疹、接触性皮炎、虫咬皮炎	易透过血脑屏障——嗜睡、头晕、注意力不集中　抗胆碱能作用——黏膜干燥、排尿困难、瞳孔散大
第二代 H_1 受体拮抗剂	抗组胺、不抑制中枢(不易透过血脑屏障)、抗胆碱能作用小、长效	同上，对一些驾驶员等特殊人员及慢性病例更为适用	——
H_2 受体拮抗剂	抑制胃酸分泌、抑制血管扩张、抗雄激素	慢性荨麻疹、皮肤划痕症	头痛、眩晕，长期应用可引起血清转氨酶升高、阳痿和精子减少

3. 简述糖皮质激素系统应用的药理作用、适应证及不良反应。

答　(1)药理作用：抗炎、免疫抑制、抗细胞毒、抗休克和抗增生。

(2)适应证：变应性皮肤病，自身免疫性疾病，某些严重感染性皮肤病(在有效抗生素应用的前提下，可短期使用)。

(3)不良反应：相对较轻——满月脸、向心性肥胖、萎缩纹、皮下出血、痤疮及多毛。严重者——诱发或加重糖尿病、高血压、白内障、病原微生物感染、消化道黏膜损害、肾上腺皮质功能减退、水电解质紊乱、骨质疏松、缺血性骨坏死、神经精神系统症状等。

五、论述题

试述皮肤科外用药物的治疗原则。

 (1)正确选用药物:根据病因、病理变化和自觉症状等选择药物。

(2)正确选用剂型:根据临床症状及皮损特点选择剂型。见下表。

不同临床症状及皮损特点皮肤病的剂型选择

疾病	剂型选择
急性皮炎	仅有红斑、丘疹而无渗液——粉剂或洗剂
	糜烂、渗出较多——溶液湿敷
	糜烂、渗出不多——糊剂
亚急性皮炎	渗出不多——糊剂或油剂
	无糜烂——乳剂或糊剂
慢性皮炎	乳剂、软膏、硬膏、酊剂、涂膜剂
单纯瘙痒无皮损	乳剂、酊剂

(3)详细向患者解释用法和注意事项:针对患者的个体情况(年龄、性别、既往用药反应)向患者详细解释使用方法、时间、部位、次数和可能出现的不良反应及其处理方法等。

(胡文韬)

第8章　皮肤美容

【学/习/要/点】

一、掌握

皮肤的分型及保健美容。

二、熟悉

常用的皮肤美容技术。

【应/试/考/题】

一、选择题

【A/型/题】

1. 理想的皮肤类型是　　　　　　（　　）
   A. 油性皮肤　　　　B. 中性皮肤
   C. 干性皮肤　　　　D. 混合性皮肤
   E. 敏感性皮肤

2. 激光治疗血管瘤应选用激光的波长为
   　　　　　　　　　　　　　　（　　）
   A. 532nm　　　　　B. 1064nm
   C. 755nm　　　　　D. 590nm
   E. 694nm

3. 根据 Fitzpatrick 皮肤日光反应性分型，中国人的皮肤多数是　　　（　　）
   A. Ⅰ～Ⅱ型　　　　B. Ⅱ～Ⅲ型
   C. Ⅲ～Ⅳ型　　　　D. Ⅳ～Ⅴ型
   E. Ⅲ～Ⅴ型

【B/型/题】

（4～7 题共用备选答案）
A. 1%～8%　　　　　B. 12%～15%
C. 20%～50%　　　　D. 50%～70%
E. 70%～90%

4. 有润肤、增加皮肤光泽度的果酸浓度为
   　　　　　　　　　　　　　　（　　）

5. 可除皱，使皮肤红润有光泽的果酸浓度为　　　　　　　　　　　　（　　）

6. 有治疗痤疮、祛斑、除皱作用的果酸浓度为　　　　　　　　　　　（　　）

7. 可去除深部皱纹及除疣的果酸浓度为
   　　　　　　　　　　　　　　（　　）

【X/型/题】

8. 影响皮肤健康的因素有　　（　　）
   A. 遗传
   B. 光辐射
   C. 气候
   D. 化妆品
   E. 精神因素

9. 皮肤美容技术包括　　　（　　）
   A. 无创性皮肤检测
   B. 光电技术
   C. 化学剥脱术
   D. 注射美容
   E. 医学护肤品

二、名词解释

1. mixed skin

2. cosmetic injection

三、填空题

1. 理想皮肤角质层含水量为_____，pH 值为_____。

2. 目前化学剥脱术中常用的酸有_____、_____、_____。

四、简答题

简述皮肤的保健与美容。

五、论述题

试述皮肤的类型及其特点。

【参/考/答/案】

一、选择题

【A 型题】

1. B　　2. D　　3. C

【B 型题】

4. A　　5. B　　6. C　　7. D

【X 型题】

8. ABCDE　　9. ABCDE

2. D【解析】560～590nm 波长的激光可被血红蛋白及黑素吸收，用于浅表血管及血管性疾病。

8. ABCDE【解析】影响皮肤健康的因素包括遗传、光辐射、气候、吸烟、睡眠、化妆品、生活习惯、精神因素、身体状况、皮肤病等。

二、名词解释

1. 混合性皮肤：兼有油性皮肤（T区）与干性皮肤（颊部、颞部）或兼有油性皮肤（T区）与中性皮肤（颊部、颞部）共同特性的皮肤类型。

2. 注射美容：使用注射手段美化面部轮廓、改善皮肤质地的美容方法，一般包括填充美容和肉毒素注射美容。

三、填空题

1. 10% ～20%　　4.5～6.5
2. 果酸　水杨酸　杏仁酸

四、简答题

简述皮肤的保健与美容。

答 (1)养成良好的生活习惯。

(2)加强皮肤护理。①原则:清洁、补水、保湿、防晒。②不同类型的皮肤,采取相应的护理及美容方法。

五、论述题

试述皮肤的类型及其特点。

答 见下表。

皮肤的类型及其特点

	干性皮肤	中性皮肤	油性皮肤	混合性皮肤	敏感皮肤
别名	干燥型皮肤	普通型皮肤	多脂性皮肤	——	——
角质层含水量	<10%	10%～20%	20%左右	——	——
pH	>6.5	4.5～6.5	<4.5	——	——
皮质分泌	量少	适中	旺盛	——	——
皮肤特点	干燥,缺少油脂,皮纹细,毛孔不明显,易出现皮肤皲裂、脱屑和皱纹	光滑细嫩、不干燥、不油腻、有弹性	油腻、有光泽、毛孔粗大	中央部(T区)呈油性皮肤特点,颊部、颞部呈干性、中性皮肤特点	受刺激后,自觉灼热、刺痛、紧绷、瘙痒,严重者出现红斑、丘疹、毛细血管扩张
对外界刺激	敏感	适应性强	不敏感	——	反应性强

(胡文韬)

第9章 皮肤性病的预防和康复

【学/习/要/点】

一、掌握

如预防和减少感染性、过敏性、职业性、瘙痒性、物理性皮肤病,皮肤肿瘤及性病的发生。

二、熟悉

皮肤性病的康复要点。

【应/试/考/题】

一、选择题

【X/型/题】

1. 感染性皮肤病最好的预防措施是

( )

  A. 注重个人卫生　　B. 改善卫生环境

  C. 避免接触病原体　D. 禁烟、禁酒

  E. 避免搔抓

2. 性病的传播途径有 ( )

  A. 飞沫传播

  B. 性接触传播

  C. 类似性接触传播

  D. 间接接触传播

  E. 共餐共饮传播

3. 医师对待性病患者要做到 ( )

  A. 不歧视　　　　　B. 不冷漠

  C. 宣教性病知识　　D. 减轻其心理负担

  E. 为患者保密

二、填空题

1. 性病的预防主要是_____、_____、_____、_____。

2. 皮肤性病的康复包括_____、_____、_____、_____。

三、简答题

简述预防皮肤性病的主要措施。

【参/考/答/案】

一、选择题

【X型题】

1. ABC　　2. BCD　　3. ABCDE

1. ABC【解析】感染性疾病因病毒、细菌、真菌、支原体等感染所致,故注意个人卫生、改善卫生环境和避免接触病原体是最好的预防措施。

2. BCD【解析】性病的传播途径是性接触、类似性接触及间接接触。飞沫和共餐共饮并不会传播性病。

3. ABCDE【解析】因性病患者易产生"性病恐惧症"加之社会不良因素,加重了性病患者的病情和精神负担。作为医务工作者,对性病患者要做到不歧视、不冷漠、宣教相关知识,减轻其心理负担,为其保密,并需要了解患者性伴侣情况,必要时同诊同治。

二、填空题

1. 固定性伴侣　减少性伴侣　100%使用安全套

2. 生活环境与生活习惯　心理因素　性病的康复

三、简答题

简述预防皮肤性病的主要措施。

答　见下表。

预防皮肤性病的主要措施

不同疾病	防治措施
感染性皮肤病	注意个人卫生,改善卫生环境,避免接触传染源,切断传播途径
变态反应性皮肤病	①减少或去除各种可疑因素;②仔细寻找变应原,避免再次接触或摄入;③药物过敏者应禁用致敏药物,与致敏药物结构类似的药物也应慎用
瘙痒性皮肤病	①寻找并去除病因(最重要);②嘱患者避免搔抓、热水烫洗及食用辛辣刺激性食物等;③老年人应重视皮肤的保湿护理
职业性皮肤病	①改善工作环境;②调查工作环境中的致病因素,找出病因,避免皮肤和黏膜直接暴露于致病物质;③针对不同的环节进行防护
物理性皮肤病	避免导致疾病发生的物理因素
皮肤肿瘤	①避免过度日晒;②避免接触致癌因素(放射线、化学物质);③对皮肤的癌前病变或可疑病变应早诊断、早治疗,定期复查
性病	固定性伴侣,减少性伴侣,100%使用安全套等

(胡文韬)

第 2 篇
皮肤性病学各论

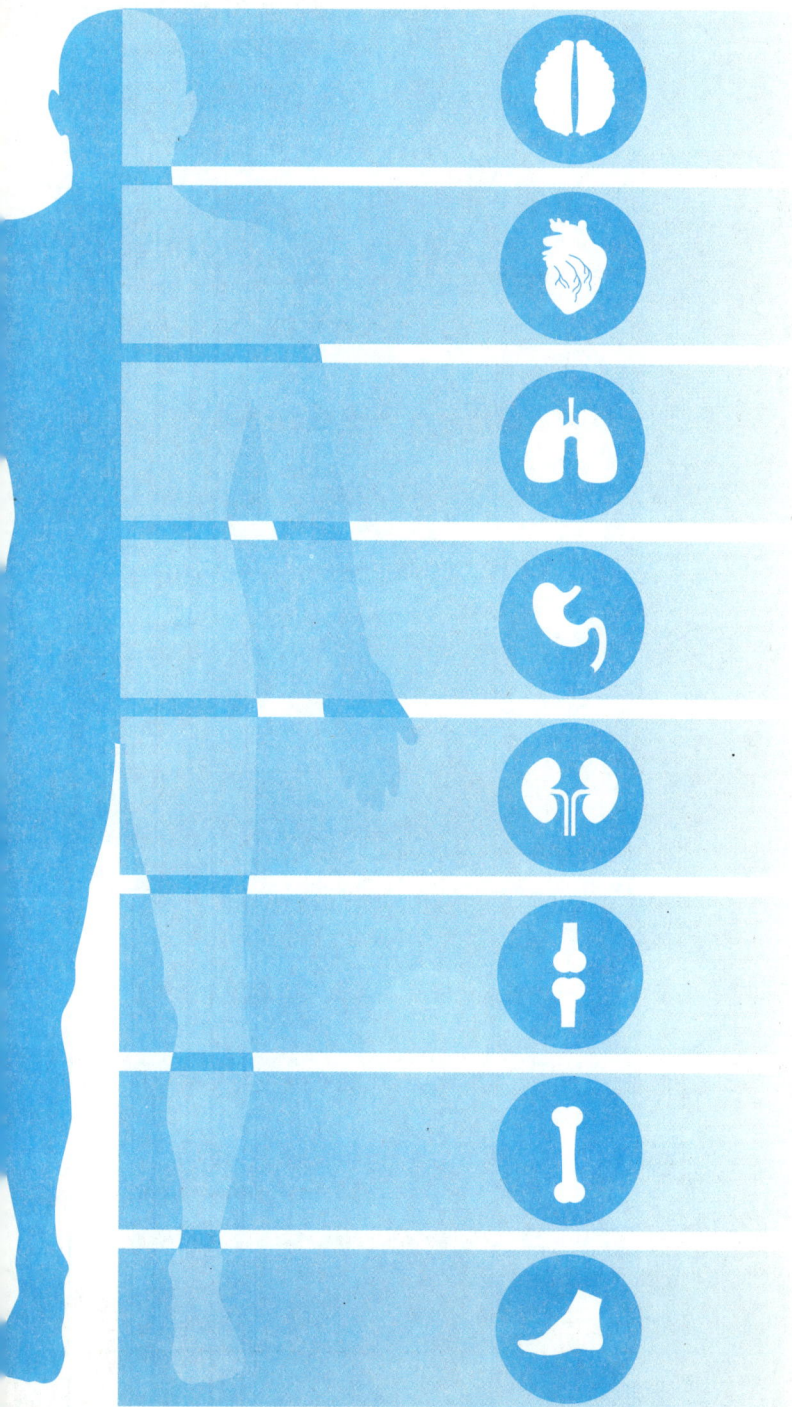

第10章　病毒性皮肤病

【学/习/要/点】

一、掌握

单纯疱疹、带状疱疹、各种疣及手足口病的概念及临床表现。

二、熟悉

病毒性皮肤病的治疗原则。

【应/试/考/题】

一、选择题

【A/型/题】

1. 患者,女,70岁。右侧口角出现少量簇集性水疱,自觉局部稍微灼热感、瘙痒感。2年前曾同一部位出现类似皮疹。首先考虑诊断为　　　　　（　　）
   A. 水痘　　　　　B. 湿疹
   C. 单纯疱疹　　　D. 带状疱疹
   E. 疱疹性湿疹

2. 带状疱疹的诊断要点是　　　　（　　）
   A. 由 HSV 病毒感染引起
   B. 好发于皮肤、黏膜
   C. 沿单侧周围神经分布的簇集性小水疱为特征,伴有不同程度的神经痛
   D. 皮损可反复出现
   E. 周围绕以红晕的小水疱

3. 带状疱疹的临床特点不包括　　（　　）
   A. 易复发
   B. 神经痛
   C. 沿单侧神经分布
   D. 红斑基础上簇集性的小水疱
   E. 一般不会复发

4. 带状疱疹的主要传播途径是　　（　　）
   A. 直接或间接传播
   B. 血液传播
   C. 性传播
   D. 呼吸道黏膜传播
   E. 消化道传播

5. 频繁复发型单纯疱疹是指　　　（　　）
   A. 1 年复发 2 次以上
   B. 1 年复发 3 次以上
   C. 1 年复发 4 次以上
   D. 1 年复发 5 次以上
   E. 1 年复发 6 次以上

6. 下列关于HPV的描述,错误的是
（　　）

　　A. 患者为唯一传染源

　　B. 直接或间接接触传播

　　C. 人群普遍易感

　　D. 免疫功能低下者易患

　　E. 外伤患者易患

7. 不属于HPV感染皮肤黏膜所致的疾病是
（　　）

　　A. 寻常疣　　　　B. 扁平疣

　　C. 传染性软疣　　D. 跖疣

　　E. 尖锐湿疣

8. 跖疣与鸡眼(胼胝)的鉴别要点不包括
（　　）

　　A. 病因及好发部位

　　B. 病程

　　C. 皮损

　　D. 数目

　　E. 疼痛与压痛

9. 疣的治疗方法主要为
（　　）

　　A. 中药

　　B. 口服核苷类抗病毒药

　　C. 免疫调节剂

　　D. 外用药物和物理治疗

　　E. 系统药物治疗

10. 下列关于传染性软疣的描述,错误的是
（　　）

　　A. 人群普遍易感

　　B. 直接接触传播

　　C. 性接触传播

　　D. 公共设施传播

　　E. 多累及儿童、性活跃人群、免疫功能低下者

11. 传染性软疣的典型皮损是
（　　）

　　A. 细小发亮的丘疹

　　B. 黄豆大小或更大的灰褐色、棕色或皮色丘疹

　　C. 半球形丘疹,表面蜡样光泽,中央有脐凹,内含乳白色干酪样物质

　　D. 淡黄或褐黄色斑块或扁平丘疹

　　E. 米粒至黄豆大小的扁平隆起性丘疹

12. 手足口病多发人群是
（　　）

　　A. 16~30岁为主　　B. 2~10岁儿童

　　C. 青少年　　　　　D. 老年人

　　E. 免疫功能低下者

【B/型/题】

（13~14题共用备选答案）

　　A. 及早足量使用糖皮质激素

　　B. 缩短病程、防止继发感染、减少复发和传播的机会

　　C. 预防感染防治并发症

　　D. 抗病毒、止痛、消炎、防治并发症

　　E. 早期足量足疗程的抗病毒治疗

13. 临床上单纯疱疹的治疗措施是
（　　）

14. 临床上带状疱疹的治疗原则是
（　　）

（15~19题共用备选答案）

　　A. 伐昔洛韦500mg,1次/日,口服,疗程6~12个月

　　B. 伐昔洛韦500mg,1~2次/日,口服,疗程5天

　　C. 伐昔洛韦500mg,2次/日,口服,疗程7~10天

　　D. 膦甲酸40mg/kg,1次/8~12小时,静脉注射,连用2~3周

　　E. 阿昔洛韦5~10mg/kg,静脉注射,1次/8小时,疗程5~7天

单纯疱疹

15. 初发型治疗方案是
（　　）

16. 复发型间歇疗法方案是
（　　）

17. 频繁复发型治疗方案是
（　　）

18. 原发感染症状严重应采用
（　　）

19. 阿昔洛韦耐药应采用
（　　）

【X/型/题】

20. 带状疱疹初期药物治疗可以使用
　　　　　　　　　　　　　　　（　　）
　　A. 阿昔洛韦　　　B. 伐昔洛韦
　　C. 奥斯他韦　　　D. 泛昔洛韦
　　E. 溴夫定

21. Ramsay – Hunt 综合征表现为（　　）
　　A. 外耳道或鼓膜疱疹
　　B. 耳痛
　　C. 听力减退
　　D. 面瘫
　　E. 视力减退

22. 带状疱疹临床皮损类型包括　（　　）
　　A. 顿挫型　　　　B. 大疱型
　　C. 坏疽型　　　　D. 脓疱型
　　E. 出血型

二、名词解释

1. Ramsay – Hunt syndrome
2. hand – foot – mouth disease
3. herpetic whitlow

三、填空题

1. 带状疱疹是由潜伏于体内的_____病毒再激活所致,表现以_____为特征,常伴有显著的_____。

2. 临床上常见的由人乳头瘤病毒引起的疣包括_____、_____、_____和_____。

3. 播散性带状疱疹指在受累的皮节外出现_____个以上的皮损,主要见于机体抵抗力严重低下的患者。

4. 寻常疣发生在甲周者称_____;发生在甲床者称_____;好发于颈、额、眼睑及腋下,疣体细长突起伴顶端角化者称_____;发生于头皮及趾间的疣体表面呈参差不齐的突起者称_____。

5. 扁平疣搔抓后皮损可呈串珠状排列,即_____或称_____。

6. 跖疣角质层下方有多个角质软芯,称为_____。

7. 手足口病最常见的病原微生物为_____。

8. 带状疱疹皮损消退后神经痛持续存在者,称_____。

9. 传染性软疣的特征性组织病理学表现是_____。

四、简答题

1. 简述单纯疱疹的诊断要点。
2. 简述带状疱疹的系统药物治疗。

五、病例分析题

患者,男,78 岁。因"左侧肩背、左上肢疼痛 1[+]周,红斑水疱 3 天"入院。1[+]周前左侧肩背、左上臂出现针刺样疼痛、胀痛,当时无头晕,局部无皮疹,曾于"针灸科"以"颈椎病"行针灸、拔罐治疗。3 天前左侧肩胛出现少量淡红斑,左上肢出现少量簇集样分布的丘疹、水疱,伴瘙痒、疼痛。

问题:

1. 请做出诊断并给出诊断依据。
2. 试述治疗原则及药物。

【参 / 考 / 答 / 案】

一、选择题

【A 型题】

1. C	2. C	3. A	4. D	5. E
6. A	7. C	8. B	9. D	10. A
11. C	12. B			

【B 型题】

13. B	14. D	15. C	16. B	17. A
18. E	19. D			

【X 型题】

20. ABDE	21. ABD	22. ABCE

1. C【解析】单纯疱疹多发于皮肤黏膜交界处,易反复发作,且发于同一部位,根据临床特点及发病情况,考虑单纯疱疹。

2. C【解析】带状疱疹由潜伏在体内的水痘-带状疱疹病毒再激活所致,表现以沿单侧周围神经分布的簇集性小水疱为特征,常伴显著的神经痛。

3. A【解析】带状疱疹愈后可获得较持久的免疫,一般不会复发。

6. A【解析】HPV 传染源为患者和健康带病毒者。

7. C【解析】传染性软疣为传染性软疣病毒（MCV）感染所致。

8. B【解析】见下表。

跖疣与鸡眼（胼胝）的鉴别要点

	跖疣	鸡眼（胼胝）
病因	HPV 感染	机械刺激(长期压迫、摩擦)引起的角质层增厚
好发部位	足底,掌跖前部最多见,不限于机械刺激部位	鸡眼——突出的受力部位(小趾外侧,拇趾内侧缘) 胼胝——掌跖受压迫、摩擦处
皮损	初起为细小发亮的丘疹,受压形成边界清楚的黄色胼胝样斑块或扁平丘疹,表面粗糙,除去角质可见棘状疣体,正常皮纹消失	鸡眼——边界清楚的黄色圆锥形角质栓 胼胝——边界不清的黄色角质性斑块,表面平滑,皮纹清晰
数目	常多发	常单发
疼痛与压痛	自觉疼痛(两侧挤压痛明显),也可无任何症状	鸡眼——受压时自觉剧痛(角质尖端压迫真皮层内末梢神经) 胼胝——多无痛感

20. ABDE【解析】奥斯他韦多用于甲型流感、乙型流感的治疗。

21. ABD【解析】Ramsay – Hunt 综合征,表现为面瘫、耳痛、外耳道疱疹三联征。

二、名词解释

1. Ramsay – Hunt 综合征：耳带状疱疹侵犯面神经,膝状神经节后出现面瘫、耳痛、外耳道疱疹三联征,则称为 Ramsay – Hunt 综合征。

2. **手足口病**：以手、足和口腔发生水疱为特征的一种儿童病毒性皮肤病。

3. **疱疹性瘰疽**：单纯疱疹初发型接种性疱疹中，发生于手指，表现为群集性、位置较深的疼痛性水疱。

三、填空题

1. 水痘–带状疱疹 沿单侧周围神经分布的簇集性小水疱 神经痛

2. 寻常疣 扁平疣 跖疣 尖锐湿疣（生殖器疣）

3. 20

4. 甲周疣 甲下疣 丝状疣 指状疣

5. 自体接种反应 Koebner 现象

6. 镶嵌疣

7. 柯萨奇病毒 A16 型病毒

8. 带状疱疹后神经痛

9. 软疣小体

四、简答题

1. 简述单纯疱疹的诊断要点。

答 （1）临床表现：局限性簇集性水疱；好发于皮肤黏膜交界处；有自限性，易复发。

（2）诊断单纯疱疹病毒（HSV）感染的金标准：病毒培养鉴定。

2. 简述带状疱疹的系统药物治疗。

答 （1）抗病毒药物：早期（发疹后 48～72 小时内开始）、足量抗病毒药物（阿昔洛韦、伐昔洛韦、泛昔洛韦、溴夫定）。

（2）镇静止痛：急性期——非甾体抗炎

药（如双氯芬酸钠等）、三环类抗抑郁药（如阿米替林）；带状疱疹后神经痛——单用加巴喷丁（或瑞普巴林）。

（3）糖皮质激素：应用有争议，多认为及早合理应用可抑制炎症过程，缩短急性期疱疹相关性疼痛的病程，对带状疱疹后神经痛无肯定的预防作用。主要应用于病程 7 天以内、无禁忌证的老年患者，可口服泼尼松 30～40mg/d，疗程 7 天左右。

五、病例分析题

1. 请做出诊断并给出诊断依据。

答 （1）诊断：带状疱疹。

（2）诊断依据：①老年男性，体弱；②以"左侧肩背、上肢疼痛 1[+] 周，红斑水疱 3 天"为主诉；③发疹前曾出现神经痛，随后疼痛区域出现红斑、簇集性水疱，沿周围神经，单侧分布；④伴有神经痛。

2. 试述治疗原则及药物。

答 （1）治疗原则：抗病毒、止痛、消炎、防治并发症。

（2）治疗药物：阿昔洛韦（成人静脉滴注按体重一次 5～10mg/kg，每 8 小时用药一次，连用 7～10 天）；非甾体类抗炎药（如氨酚双氢可待因、双氯酚酸钠）；泼尼松 30～40mg/d，疗程 7～10 天；甲钴胺片口服。

（霍文耀）

第11章　细菌性皮肤病

【学/习/要/点】

一、掌握

1. 脓疱疮的临床分型。
2. 毛囊炎、疖、痈、丹毒和蜂窝织炎的临床表现和诊断。

二、熟悉

1. 脓疱疮、毛囊炎、疖、痈、丹毒和蜂窝织炎的治疗。
2. 脓疱疮、毛囊炎、疖、痈、丹毒和蜂窝织炎的病因、发病机制。
3. 皮肤结核病和麻风的临床表现、诊断和治疗。

【应/试/考/题】

一、选择题

【A/型/题】

1. 下列关于各型脓疱疮的描述,错误的是
（　　）
   A. 接触传染性脓疱疮陈旧的痂一般于3~5天后脱落
   B. 深脓疱疮主要由溶血性链球菌感染所致
   C. 大疱性脓疱疮好发于面部、躯干和四肢
   D. 新生儿脓疱疮皮损为广泛分布的多发性大脓疱
   E. 葡萄球菌性烫伤样皮肤综合征特性表现是在大片红斑基础上出现松弛性水疱

2. 脓疱疮的主要传播途径是
（　　）
   A. 直接接触或自身接种传播
   B. 飞沫传播
   C. 血液传播
   D. 消化道传播
   E. 呼吸道传播

3. 葡萄球菌性烫伤样皮肤综合征(SSSS)多发年龄段是
（　　）
   A. 16~30岁为主
   B. 5岁以内婴幼儿
   C. 青少年
   D. 老年人
   E. 免疫功能低下者

4. 大疱性脓疱疮的主要致病菌是 （　　）
　　A. 噬菌体Ⅱ组71型金黄色葡萄球菌
　　B. 表皮葡萄球菌
　　C. 铜绿假单胞菌
　　D. 溶血性链球菌
　　E. 变形杆菌

5. 皮损半月状积脓多见于 （　　）
　　A. 接触传染性脓疱疮
　　B. 深脓疱疮
　　C. 大疱性脓疱疮
　　D. 新生儿脓疱疮
　　E. 葡萄球菌性烫伤样皮肤综合征

6. 下列关于新生儿脓疱疮的描述,错误的是 （　　）
　　A. 发生于新生儿的大疱性脓疱疮
　　B. 起病急,传染性强
　　C. 尼氏征阴性
　　D. 可伴有全身中毒症状
　　E. 易并发败血症、肺炎、脑膜炎而危及生命

7. 下列关于痈的描述,错误的是 （　　）
　　A. 感染可达皮肤深部
　　B. 好发于颈、背、臀和大腿等处
　　C. 可见深在性溃疡,外观如蜂窝状
　　D. 可形成象皮肿
　　E. 可并发败血症

8. 丹毒典型皮损不包括 （　　）
　　A. 水肿性红斑　　B. 界限清楚
　　C. 表面紧张发亮　　D. 界限不清
　　E. 迅速向四周扩大

9. 丹毒鉴别诊断不包括 （　　）
　　A. 接触性皮炎　　B. 类丹毒
　　C. 癣菌疹　　　　D. 银屑病
　　E. 蜂窝织炎

10. 外源性接种所致的皮肤结核病为（　　）
　　A. 瘰疬性皮肤结核
　　B. 原发性皮肤结核综合征
　　C. 瘰疬性苔藓

　　D. 急性粟粒性皮肤结核
　　E. 丘疹坏死性结核疹

11. 探针贯通现象可见于 （　　）
　　A. 疣状皮肤结核　B. 寻常狼疮
　　C. 麻风病　　　　D. 蜂窝织炎
　　E. 痈

12. 苹果酱现象可见于 （　　）
　　A. 疣状皮肤结核　B. 寻常狼疮
　　C. 麻风病　　　　D. 蜂窝织炎
　　E. 痈

13. 寻常狼疮的好发部位是 （　　）
　　A. 面部　　　　　B. 颈部
　　C. 臀部　　　　　D. 四肢
　　E. 躯干

14. 皮损去痂后可见碟状溃疡的是（　　）
　　A. 接触传染性脓疱疮
　　B. 深脓疱疮
　　C. 大疱性脓疱疮
　　D. 新生儿脓疱疮
　　E. 葡萄球菌性烫伤样皮肤综合征

15. 麻风的传播途径是 （　　）
　　A. 直接接触或自身接种传播
　　B. 飞沫传播
　　C. 血液传播
　　D. 消化道传播
　　E. 呼吸道传播

16. 麻风的主要传染源是 （　　）
　　A. 老鼠
　　B. 松鼠
　　C. 麻风患者或带菌者
　　D. 猪
　　E. 犰狳

17. 麻风联合化疗药物包括 （　　）
　　A. 氨苯砜、利福平、乙胺丁醇
　　B. 异烟肼、乙胺丁醇、硫酸链霉素
　　C. 氨苯砜、利福平、氯法齐明
　　D. 利福平、氯法齐明、硫酸链霉素
　　E. 氨苯砜、氯法齐明、乙胺丁醇

18."狮面"见于　　　　　　　　（　　）
　　A.结核样型麻风
　　B.多菌型麻风早期
　　C.多菌型麻风中期
　　D.多菌型麻风晚期
　　E.麻风反应

【B/型/题】

(19～20题共用备选答案)
　　A.LL＞BL＞BB＞BT＞TT
　　B.LL＞BB＞TT＞BL＞BT
　　C.TT＞BT＞BB＞BL＞LL
　　D.BB＞BL＞LL＞BT＞TT
　　E.BB＞BT＞BL＞TT＞LL
19.各型麻风患者中,麻风分枝杆菌数量
　　依次排列是　　　　　　　（　　）
20.各型麻风患者中,细胞免疫反应强度
　　依次排列是　　　　　　　（　　）
　　(21～25题共用备选答案)
　　A.金黄色葡萄球菌
　　B.溶血性链球菌
　　C.结核分枝杆菌
　　D.凝固酶阳性金黄色葡萄球菌
　　E.麻风分枝杆菌
21.脓疱疮的致病菌主要是　　　（　　）
22.毛囊炎、疖和痈的主要致病菌是（　　）
23.丹毒和蜂窝织炎的常见致病菌是（　　）
24.皮肤结核的常见致病菌是　　（　　）
25.麻风的致病菌是　　　　　　（　　）
　　(26～30题共用备选答案)
　　A.青霉素　　　　B.头孢类抗生素
　　C.糖皮质激素　　D.莫匹罗星软膏
　　E.10%炉甘石洗剂
26.SSSS首选药物是　　　　　（　　）
27.丹毒首选药物是　　　　　　（　　）
28.麻风反应首选药物是　　　　（　　）

29.早期疖未化脓者,外用药物可选（　　）
30.脓疱疮未破者,外用药物可选（　　）

【X/型/题】

31.葡萄球菌性烫伤样皮肤综合征的特征
　　性临床表现是　　　　　　　（　　）
　　A.大片红斑基础上出现松弛性水疱,
　　　尼氏征阳性
　　B.口腔黏膜损害
　　C.皮肤剥脱后留有潮红糜烂面
　　D.皱褶部位明显
　　E.口周可见放射状裂纹
32.下列关于葡萄球菌性烫伤样皮肤综合
　　征治疗的描述,正确的是　　（　　）
　　A.外用药以杀菌、消炎、干燥为原则
　　B.加强眼、口腔、外阴的护理
　　C.选用金黄色葡萄球菌敏感的头孢类
　　　抗生素
　　D.注意水电解质平衡,必要时可输注
　　　血浆或人血丙种球蛋白
　　E.皮损泛发者应及时使用抗生素
33.下列关于毛囊炎、疖和痈的描述,正确
　　的是　　　　　　　　　　　（　　）
　　A.毛囊炎是局限于毛囊口的化脓性炎症
　　B.疖是毛囊深部及周围组织的化脓性
　　　炎症
　　C.痈是多个相邻毛囊及毛囊周围炎症
　　　相互融合而形成的皮肤深部感染
　　D.痈可并发局部淋巴结肿大和全身中
　　　毒症状
　　E.疖常为多发
34.丹毒的诱因包括　　　　　　（　　）
　　A.足癣、甲癣　　　B.小腿溃疡
　　C.鼻炎　　　　　　D.高温
　　E.湿疹

35. 皮肤结核的治疗,抗结核药的应用原则包括　　　　　　　　（　　）

A. 早期　　　　　B. 足量

C. 规则　　　　　D. 联合

E. 全程

二、名词解释

1. furunculosis

2. lepra reaction

三、填空题

1. 从病原菌的角度,细菌性皮肤病可分为_____和_____两类。前者多发生在正常皮肤上,故又称_____;后者分为特异性感染和非特异性感染,其中非特异性感染常发生在原有皮肤病的基础上,故又称_____。

2. 毛囊炎发生于头皮且愈后留有脱发和瘢痕者,称为_____;发生于胡须部,称为_____;发生于颈项部,呈乳头状增生或形成瘢痕硬结者,称为_____。

3. 痈好发部位包括_____、_____、_____和_____等处。

4. 丹毒炎症深达皮下组织并引起皮肤坏疽者,称为_____;皮损一边消退,一边发展扩大,呈岛屿状蔓延者,称为_____;丹毒于某处多次反复发作者称为_____。

5. 治疗丹毒,青霉素过敏者可选用_____;蜂窝织炎发展较为迅速者宜选用_____。

6. 麻风病属于我国法定_____类传染病。

7. 麻风治疗前为有效预防氨苯砜综合征,应检测_____基因。

四、病例分析题

患者,男,77 岁,退休。以"双下肢红肿热痛伴发热 3 天"为主诉来诊。患者 3 天前因足癣瘙痒,搔抓后右下肢出现片状红斑,肿胀,皮温较高,自觉局部灼热疼痛,病情逐渐加重,体温升高至 38.8℃,至我院门诊就诊。现症见:右下肢红斑,肿胀,皮温较高,触痛明显,发热,寒战,无咳嗽、流涕等不适,食欲缺乏,睡眠欠佳,大便稍干。既往有糖尿病病史,现使用胰岛素治疗,血糖控制欠佳。有冠心病病史,否认食物及药物过敏史。

问题:

1. 请做出诊断并给出诊断依据。

2. 试述治疗原则及药物。

【参 / 考 / 答 / 案】

一、选择题

【A 型题】

1. A　　2. A　　3. B　　4. A　　5. C

6. C　　7. D　　8. D　　9. D　　10. B

11. B　　12. B　　13. A　　14. B　　15. B

16. C　　17. C　　18. D

【B 型题】

19. A　　20. C　　21. A　　22. D　　23. B

24. C　　25. E　　26. B　　27. A　　28. C

29. D　　30. E

【X 型题】

31. ACDE	32. ABCDE	33. ABCD
34. ABCE	35. ABCDE	

1. A【解析】接触传染性脓疱疮陈旧的痂一般于 6～10 天后脱落。

3. B【解析】葡萄球菌性烫伤样皮肤综合征是由凝固酶阳性噬菌体 Ⅱ 组 71 型金黄色葡萄球菌所产生的表皮剥脱毒素导致。由于婴幼儿肾功能不完善,毒素排泄慢,免疫功能尚未发育完善,抗感染能力低,故本病多发于 5 岁以内婴幼儿。

6. C【解析】新生儿脓疱疮尼氏征应是阳性。

7. D【解析】象皮肿是由于下肢丹毒反复发作,皮肤淋巴管受阻,淋巴液回流不畅,致受累组织肥厚而形成的。

8. D【解析】丹毒皮损界限清楚,而痈界限不清。

9. D【解析】接触性皮炎、类丹毒、癣菌疹和蜂窝织炎均属于感染性疾病,需要与丹毒相鉴别。银屑病与免疫功能紊乱有关,皮损特点差异大,丹毒不需与之鉴别。

12. B【解析】寻常狼疮三个临床特征:①探针贯通现象——皮损结节表面薄嫩,用探针稍用力即可刺入,容易贯通;②苹果酱现象——皮损处玻片压诊呈棕黄色,如苹果酱颜色;③新旧皮损并存。

31. ACDE【解析】葡萄球菌性烫伤样皮肤综合征口周可见放射状裂纹,但无口腔黏膜损害。

33. ABCD【解析】疖多为单发。

34. ABCE【解析】丹毒多继发于外伤、溃疡、其他局限性化脓性感染(链球菌感染),足癣、甲癣、鼻炎、小腿溃疡、湿疹均可引起搔抓使皮肤破损、感染。高温一般不会出现破溃感染。

二、名词解释

1. 疖病:疖数目较多且反复发生、经久不愈,称为疖病。

2. 麻风反应:麻风分枝杆菌导致的机体迟发型超敏反应或免疫复合物反应。表现为原皮损和神经炎加重的基础上出现新皮损和神经损害,并伴有畏寒、发热、乏力、全身不适、食欲减退等症状。

三、填空题

1. 球菌性　杆菌性　原发感染　继发感染
2. 秃发性毛囊炎　须疮　瘢痕疙瘩性毛囊炎
3. 颈　背　臀　大腿
4. 坏疽型丹毒　游走型丹毒　复发型丹毒
5. 红霉素(或喹诺酮类药物)　第二代或第三代头孢菌素
6. 丙
7. $HLA - B * 13:01$

四、病例分析题

1. 请做出诊断并给出诊断依据。

答　诊断:丹毒。

诊断依据:①患者为老年男性,有足癣搔抓破溃病史、糖尿病病史,血糖控制不佳;②皮损初起有水肿性鲜红斑片;③皮损局部自觉灼热肿胀。④起病突然,发展迅速。

2. 试述治疗原则及药物。

答　(1)原则:早期、足量、高效抗生素治疗。

(2)首选药物:青霉素(过敏者可选用红霉素或喹诺酮类药物)。应持续用药 2 周,防止复发。

(3)外用药物治疗:25%～50% 硫酸镁或 0.5% 呋喃西林液湿敷。外用莫匹罗星软膏等抗生素软膏。

(霍文耀)

第 12 章　真菌性皮肤病

【学/习/要/点】

一、掌握

1. 头癣、手足癣及甲真菌病的临床表现、分型、治疗方法。
2. 念珠菌病的临床表现、诊断。

二、熟悉

1. 真菌病的临床分类和命名,深、浅部真菌病的定义。
2. 体癣(股癣)、花斑糠疹、马拉色菌毛囊炎、着色芽生菌病、孢子丝菌病的临床表现及治疗方法。

【应/试/考/题】

一、选择题

【A/型/题】

1. 下列关于头癣的描述,错误的是（　　）
   A. 头癣分为黄癣、白癣、黑点癣、脓癣 4 型
   B. 白癣愈后不留瘢痕
   C. 母子斑出现在黑点癣
   D. 脓癣常伴耳后、颈、枕部淋巴结肿大
   E. 白癣易形成高位断发,黑点癣易形成低位断发
2. 头癣的好发人群是（　　）
   A. 青壮年　　　B. 儿童
   C. 老年人　　　D. 妇女
   E. 婴儿

3. 体癣的皮损特点不包括（　　）
   A. 鳞屑性的红斑
   B. 境界清楚
   C. 边缘不断向外扩展,中央趋于消退
   D. 边缘可见丘疱疹,中央可色素沉着
   E. 瘙痒不明显
4. 黄癣的临床特点不包括（　　）
   A. 淡黄红色斑点,易形成淡黄色痂,形如碟状
   B. 可形成大片永久性脱发
   C. 愈后不留有瘢痕
   D. 无明显自觉症状或伴轻度瘙痒
   E. 皮损处散发出特殊的鼠臭味
5. 下列关于手足癣治疗剂型选择的描述,错误的是（　　）
   A. 水疱型应选择刺激性小的霜剂或水剂

B.浸渍糜烂型不宜选用剥脱性强的药物

C.浸渍糜烂型首选霜剂,干燥后可用湿敷、膏剂

D.鳞屑角化型无皲裂时可用剥脱性较强的膏剂

E.鳞屑角化型可选用封包疗法

6.白癣可自愈,皮脂中抑制真菌的成分是　　　　　　　　　　（　　）

　　A.饱和脂肪酸　　　　B.不饱和脂肪酸

　　C.三酰甘油　　　　　D.胆固醇

　　E.低密度脂蛋白

7.脓癣的发病机制是　　　　（　　）

　　A.用药不当引起的局部湿疹样改变

　　B.化脓性真菌感染

　　C.亲动物性皮肤癣菌引起的变态反应

　　D.真菌感染继发细菌感染

　　E.通过自身手足癣感染蔓延而引起

8.头癣应采取的综合治疗方案不包括　　　　　　　　　　　　（　　）

　　A.内服药及外用药

　　B.洗头

　　C.剪发

　　D.消毒

　　E.切开引流

9.甲真菌病的诊断依据不包括　　（　　）

　　A.甲变色　　　　　B.甲四陷

　　C.增厚破损　　　　D.真菌镜检阳性

　　E.无光泽

10.治疗孢子丝菌病的首选药物是（　　）

　　A.碘化钾　　　　　B.氯化钾

　　C.糖皮质激素　　　D.抗生素

　　E.伊曲康唑

11.马拉色菌毛囊炎的典型皮损为（　　）

　　A.脓疱

　　B.毛囊性小脓疱

　　C.炎性毛囊性丘疹

　　D.粉刺

　　E.炎性毛囊性红斑

12.甲真菌病根据真菌侵犯甲的部位和程度分类不包括　　　　　　　　（　　）

　　A.白色浅表型　　　B.远端侧位甲下型

　　C.近端甲下型　　　D.全甲毁损型

　　E.甲沟炎

13.由马拉色菌引起的疾病是　　（　　）

　　A.癣菌疹　　　　　B.手癣

　　C.足癣　　　　　　D.头癣

　　E.花斑糠疹

14.下列关于着色生芽菌病的描述,错误的是　　　　　　　　　　　（　　）

　　A.皮损初起为真菌侵入处的单个炎性丘疹

　　B.病程进展缓慢

　　C.自觉瘙痒明显

　　D.可沿周围淋巴管播散,出现卫星状皮损

　　E.可侵及甲,表现为甲下鳞屑堆积

15.最常见的浅部真菌病是　　　（　　）

　　A.花斑癣　　　　　B.手足癣

　　C.头癣　　　　　　D.体癣

　　E.股癣

【B/型/题】

(16～17题共用备选答案)

　　A.皮损区形成淡黄色痂,形如碟状

　　B.成群的炎性毛囊性丘疹,渐融合成隆起斑块,表面形成蜂窝状小孔,可挤出脓液

　　C.皮损可见覆有灰白色鳞屑的"母子斑",病发易折断,残根部包绕"菌套"

　　D.病发刚出头皮即折断,残根在毛囊口处呈黑点状

　　E.境界清楚的红色斑片,边缘不断向外扩展,中央趋于消退

16.临床上白癣的皮损特点是　　（　　）

17.临床上黄癣的皮损特点是　　（　　）

（18～20题共用备选答案）

　A.呈白色荧光　　　B.呈暗绿色荧光

　C.无荧光　　　　　D.呈亮绿色荧光

　E.呈瓷白色

18. WOOD灯检查白癣时的颜色是　（　　）

19. WOOD灯检查黄癣时的颜色是（　　）

20. WOOD灯检查黑点癣时的颜色是

　　　　　　　　　　　　　　　（　　）

（21～25题共用备选答案）

　A.红色毛癣菌　　　B.许兰毛癣菌

　C.犬小孢子菌　　　D.紫色毛癣菌

　E.断发毛癣菌

21. 黑点癣的主要致病菌是　　　（　　）

22. 手足癣的主要致病菌是　　　（　　）

23. 黄癣的主要致病菌是　　　　（　　）

24. 白癣的主要致病菌是　　　　（　　）

25. 甲真菌病的主要致病菌是　　（　　）

【X/型/题】

26. 浅部真菌病按照部位可分为　（　　）

　A.头癣　　　　　　B.股癣

　C.足菌肿　　　　　D.体癣

　E.手癣

27. 可以治疗头癣的内服药物包括（　　）

　A.灰黄霉素　　　　B.头孢菌素

　C.伊曲康唑　　　　D.特比萘酚

　E.阿奇霉素

28. 可以用于体癣的外用药物有　（　　）

　A.复方醋酸地塞米松乳膏

　B.莫匹罗星软膏

　C.联苯苄唑软膏

　D.盐酸特比萘酚凝胶

　E.复方伊曲康唑软膏

29. 下列关于足癣的描述,正确的是（　　）

　A.水疱型初为针尖大小的深在水疱,
　　可融合成多房性大疱

　B.浸渍糜烂型夏季多发

　C.常见于单侧

　D.鳞屑角化型冬季易发生皲裂甚至出
　　血,可伴有疼痛

　E.水疱型、浸渍糜烂型瘙痒明显

30. 皮下真菌病包括　　　　　　（　　）

　A.孢子丝菌病

　B.着色芽生菌病

　C.马尔尼菲蓝状菌病

　D.隐球菌病

　E.暗色丝孢霉病

二、名词解释

1. 双相真菌

2. 菌鞘

三、填空题

1. 真菌的基本形态是_____和____
_____。

2. 黑点癣愈后常留有_____和____
_____;脓癣愈后常留有_____和
_____。

3. 真菌镜检,黄癣发内可见_____和
_____;黄癣痂内充满_____
和_____。白癣发外可见_____
_____的圆形小孢子;黑点癣发内可见
_____的圆形孢子。

4. 股癣指_____、_____、
_____和_____的皮肤癣菌感染。

5. 间擦型足癣好发于_____和____
_____趾间。

6. 甲真菌病根据真菌侵犯甲的部位和程
度可分为_____、_____、
_____和_____。

7. 足癣根据其临床表现可分为_____、
_____和_____。

8. 肠道念珠菌病首选_____口服。

9. 孢子丝菌病分为_____、_____、_____和_____四型。

四、简答题

1. 简述头癣的综合治疗。
2. 简述甲真菌病的系统药物治疗。

【参/考/答/案】

一、选择题

【A 型题】

1. C　　2. B　　3. E　　4. C　　5. C
6. B　　7. D　　8. E　　9. B　　10. E
11. C　　12. E　　13. E　　14. C　　15. B

【B 型题】

16. C　17. A　18. D　19. B　20. C
21. D　22. A　23. B　24. C　25. A

【X 型题】

26. ABDE　　27. ACD　　28. CDE
29. ABDE　　30. ABE

1. C【解析】白癣原有圆形或椭圆形皮损附近又出现数片较小的相同皮损,为"母子斑"。

3. E【解析】体癣自觉瘙痒明显,可因长期搔抓刺激引起局部湿疹样或苔藓样改变。

4. C【解析】黄癣愈后留有萎缩性瘢痕。

5. C【解析】浸渍糜烂型首选湿敷,干燥后可用霜剂、膏剂。

6. B【解析】白癣至青春期可自愈,与青春期皮脂腺分泌不饱和脂肪酸有关,不饱和脂肪酸对真菌生长有抑制作用。

7. D【解析】脓癣主要是由亲动物性皮肤癣菌引发的头皮严重感染,继发细菌感染后形成脓肿。

8. E【解析】头癣应采取综合治疗方案:服药、剪发、洗头、擦药、消毒五项措施联合。脓癣虽有脓肿,但切忌切开引流,避免造成更大的永久性瘢痕。

9. B【解析】甲凹陷目前病因尚不明确,可能与营养状态、生活环境及一些皮肤病的继发症状(如扁平苔藓、银屑病等)有关。缺铁性贫血、梅毒、甲状腺障碍等内科疾病引起的匙状甲,也可表现为凹甲。

10. E【解析】10%碘化钾溶液既往为治疗孢子丝菌病的首选药物,现伊曲康唑为治疗孢子丝菌病的一线用药。

14. C【解析】着色生芽菌病自觉轻度瘙痒或无瘙痒,继发细菌感染或溃疡时有疼痛。

15. B【解析】最常见的浅部真菌病是手足癣,特别是足癣。

26. ABDE【解析】足菌肿为皮下真菌病。

28. CDE【解析】体癣外用药物可选用各种唑类、丙烯胺类等。激素使用增加体癣易感性,故体癣不应用激素类药物治疗,莫匹罗星适用于革兰阳性球菌引起的皮肤感染。

29. ABDE【解析】足癣多累及双侧,手癣常单侧发病。

30. ABE【解析】皮下真菌病包括孢子丝菌病、着色芽生菌病、暗色丝孢霉病和足菌肿。系统性真菌病包括曲霉病、念珠菌病、马尔尼菲蓝状菌病和隐球菌病等。

二、名词解释

1. **双相真菌**：一些致病真菌在自然界或25℃培养时呈菌丝形态,而在组织中或在37℃培养时则呈酵母形态,称为双相真菌。

2. **菌鞘**：白癣患者的病发于高出头皮2～4mm处折断,残根部有灰白色套状鳞屑包绕如刀鞘。

三、填空题

1. 孢子(单个细胞体)　菌丝(多细胞丝状体)

2. 局灶性脱发　点状萎缩性瘢痕　永久性秃发　瘢痕

3. 链状菌丝　关节孢子　厚壁孢子鹿角状菌丝　围绕毛发成堆排列呈链状排列

4. 腹股沟　会阴　肛周　臀部

5. 3～4　4～5

6. 白色浅表型　远端侧位甲下型　近端甲下型　全甲毁损型

7. 水疱型　鳞屑角化型　浸渍糜烂型(间擦型)

8. 制霉菌素

9. 固定型　淋巴管型　播散型　皮肤外型

四、简答题

1. 简述头癣的综合治疗。

答 (1)口服药物:伊曲康唑、特比萘芬。急性炎症期可联合小剂量糖皮质激素,继发细菌感染可用抗生素。

(2)剪发:尽可能剪除病发,1次/周,连续8周。

(3)洗头:用硫黄皂或2%酮康唑洗剂洗头,1次/日,连用8周。

(4)搽药:2%碘酊、1%联苯苄唑溶液(霜剂)、1%特比萘芬霜等外用于患处,2次/日,连用8周。

(5)消毒:患者使用过的生活用品(毛巾、帽子、枕巾、梳子等)及理发工具要煮沸消毒。

2. 简述甲真菌病的系统药物治疗。

答 见下表。

甲真菌病的系统药物治疗

	伊曲康唑间歇冲击疗法	特比萘芬连续服用
指甲	2～3个疗程	6～8周
趾甲	3～4个疗程	12～16周

(霍文耀)

第13章　动物性皮肤病

【学/习/要/点】

一、掌握

疥疮、隐翅虫皮炎及皮疹特点、治疗原则。

二、熟悉

1. 疥疮、隐翅虫皮炎及皮疹病因及好发部位。
2. 疥疮的流行病学、预防。
3. 毛虫皮炎、虱病、虫咬皮炎的临床表现及治疗。

【应/试/考/题】

一、选择题

【A/型/题】

1. 动物性皮肤病的发病机制不包括（　　　）
   A. Ⅱ型超敏反应
   B. 异物肉芽肿
   C. 分泌物刺激
   D. 机械性损伤
   E. Ⅰ型超敏反应

2. 成人疥疮好发部位不包括（　　　）
   A. 手腕、肘窝　　　B. 指缝
   C. 头皮、面部　　　D. 外生殖器
   E. 脐周

3. 下列关于疥疮临床特点的描述，错误的是
   （　　　）
   A. 易侵入皮肤薄嫩处
   B. 皮疹表现为丘疹、丘疱疹及隧道
   C. 阴囊、阴茎、龟头可有结节
   D. 剧烈瘙痒，夜间为甚
   E. 可有局部淋巴结肿大

4. 疥疮皮损发生于掌跖部多见于　（　　　）
   A. 孕妇　　　　　　B. 成年男性
   C. 成年女性　　　　D. 老年人
   E. 儿童

5. 疥疮的传染途径是　　　　　（　　　）
   A. 接触传播　　　　B. 飞沫传播
   C. 血液传播　　　　D. 消化道传播
   E. 呼吸道传播

6. 下列关于疥疮防治的描述，错误的是
   （　　　）
   A. 一旦确诊应立即隔离，并煮沸消毒衣物和寝具

B. 家庭成员及集体生活者同时治疗

C. 瘙痒严重者可口服镇静止痒药,继发感染者应用抗生素

D. 婴儿用 10% 硫黄软膏

E. 以外用药物为主

7. 疥疮的自觉症状是　　　　　　　(　　)

　　A. 剧痒、夜间明显

　　B. 瘙痒,搔抓后加重

　　C. 瘙痒,日晒后加重

　　D. 偶痒,皮损处轻压痛

　　E. 剧痒,皮损处轻压痛

8. 毛虫皮炎的治疗原则不包括　　(　　)

　　A. 去除毒毛　　　　B. 镇静

　　C. 止痒　　　　　　D. 消炎

　　E. 防止继发感染

9. 疥螨由虫卵孵成幼虫需　　　　(　　)

　　A. 2~3 天　　　　B. 3~4 天

　　C. 15 天　　　　　D. 30 天

　　E. 45 天

10. 隐翅虫皮炎发病机制是　　　　(　　)

　　A. 隐翅虫毒液内含血凝素,引起凝血反应

　　B. 隐翅虫毒液内含斑蝥素,引起急性毒性反应

　　C. 隐翅虫毒液为强碱性刺激物,引起原发性刺激反应

　　D. 隐翅虫毒液为强酸性刺激物,引起原发性刺激性反应

　　E. 隐翅虫毒液为强过敏原,引起接触性致敏反应

11. 不用于治疗隐翅虫皮炎的药物是

　　　　　　　　　　　　　　　(　　)

　　A. 炉甘石洗剂

　　B. 硫黄软膏

　　C. 糖皮质激素霜剂

　　D. 马齿苋

　　E. 0.1% 依沙吖啶溶液

12. 阴虱确诊标准是　　　　　　　(　　)

　　A. 找到阴虱成虫或虫卵

　　B. 内裤上有散在出血点

　　C. 性接触史

　　D. 阴毛部位剧烈瘙痒

　　E. 会阴部出血点

【B/型/题】

(13~15 题共用备选答案)

　　A. 外生殖器部位豌豆大小结节,无明显压痛

　　B. 叮咬部位水肿性红斑、米粒大小丘疹及瘀斑

　　C. 叮咬部位出现风团样丘疹,中央有针尖大小瘀点,伴剧烈瘙痒、疼痛

　　D. 皮损成群分布,吸血处形成带出血点的红色斑丘疹

　　E. 条状、片状或点状水肿性红斑,其上密集丘疹、水疱、脓疱,部分脓疱融合成片

13. 隐翅虫皮炎临床主要表现为　　(　　)

14. 臭虫叮咬临床主要表现为　　　(　　)

15. 跳蚤叮咬临床主要表现为　　　(　　)

(16~18 题共用备选答案)

　　A. 冷湿敷

　　B. 10% 硫黄软膏

　　C. 1:5000~1:8000 高锰酸钾溶液

　　D. 水杨酸醋

　　E. 1% 薄荷炉甘石洗剂

16. 隐翅虫叮咬后,湿敷宜选　　　(　　)

17. 疥疮外用药宜选　　　　　　　(　　)

18. 毛虫皮炎外用药宜选　　　　　(　　)

【X/型/题】

19. 下列皮肤病具有传染性的有　　(　　)

　　A. 疥疮　　　　　　B. 隐翅虫皮炎

C. 虱病　　　　　D. 毛虫皮炎

E. 虫咬皮炎

20. 疥疮外用药物可选择　　　（　　）

    A. 10% 硫黄软膏

    B. 5% 三氯苯醚菊酯霜

    C. 25% 苯甲酸苄酯乳剂

    D. 30% 百部酊

    E. 0.3% 除虫菊酯

21. 下列关于螨虫皮炎的描述，正确的是

（　　）

    A. 好发于皮肤薄嫩处

    B. 多见于谷类收割者

    C. 个别患者可发生哮喘、蛋白尿

    D. 水肿性丘疹或丘疱疹

    E. 可通过接触传染

22. 下列关于毛虫皮炎的描述，正确的是

（　　）

    A. 好发于暴露部位

    B. 潜伏期 10～15 天

    C. 有粟粒大小的红色丘疹

    D. 自身剧痒

    E. 无全身症状

23. 下列关于阴虱病的描述，正确的是

（　　）

    A. 患者或配偶有不洁性接触史

    B. 阴毛部位剧烈瘙痒

    C. 不累及头发

    D. 阴毛区域皮肤散在丘疹

    E. 找到阴虱的成虫或虫卵可确诊

24. 疥疮皮损包括　　　　　（　　）

    A. 丘疹　　　　　B. 丘疱疹

    C. 隧道　　　　　D. 斑丘疹

    E. 疥疮结节

25. 从病变部位，能查到虫体或虫卵的疾病有　　　　　　　　　（　　）

    A. 螨虫皮炎　　　B. 疥疮

    C. 阴虱病　　　　D. 毛虫皮炎

    E. 隐翅虫皮炎

二、名词解释

1. 疥疮结节

2. grain itch

三、填空题

1. 疥疮是由_____引起的一种接触传染性皮肤病。

2. 疥疮有感觉神经病变、智障、严重体残、严重免疫功能下降者，易发生_____，又称挪威疥疮。

3. 毛虫皮炎常见致病毛虫有_____、_____和_____，其中毒液含有斑蝥素的是_____。

4. 隐翅虫皮炎是隐翅虫体内_____刺激皮肤引起的炎症反应。

5. 虱可分为_____、_____和_____。

6. 治疗桑毛虫炎、松毛虫皮炎的首要措施是_____。

7. 蜂毒含有_____、_____、_____和_____。

8. 蜱生活史分_____、_____、_____和_____。

9. 蜂蜇伤后 7～14 天可发生_____。

四、简答题

1. 简述疥疮的诊断依据。

2. 简述疥疮的外用药物治疗。

【参|考|答|案】

一、选择题

【A 型题】

1. A	2. C	3. E	4. E	5. A
6. D	7. A	8. B	9. B	10. D
11. B	12. A			

【B 型题】

13. E	14. C	15. D	16. C	17. B
18. E			

【X 型题】

19. AC	20. ABC	21. BCD
22. ACD	23. ABDE	24. ABCE
25. BC		

1. A【解析】动物性皮肤病的发病机制包括：分泌物及排泄物刺激、异物肉芽肿性丘疹（结节）、口器或尾钩叮咬机械性损伤皮肤及毒腺或唾液内含多种抗原导致Ⅰ型超敏反应，没有Ⅱ型超敏反应。

2. C【解析】成人疥疮好发于指缝、腕部、肘窝、腋窝、乳房下、脐周、下腹部、股内侧和外生殖器等部位，很少累及头皮和面部。

3. E【解析】淋巴结肿大多由炎症引起，疥疮一般不会导致，如果继发细菌感染则有可能发生。

6. D【解析】治疗婴儿疥疮一般用 5% 硫黄软膏。

10. D【解析】隐翅虫引起发病主要是停留于皮肤上的虫体被拍打或压碎后，其体内强酸性毒液导致发病。

21. BCD【解析】好发于皮肤薄嫩处，可通过接触传染为疥疮（疥螨寄生所致）的临床特点。

22. ACD【解析】毛虫皮炎无潜伏期，可出现恶心、呕吐和关节炎等症状。

23. ABDE【解析】阴虱病在儿童可累及头发。

二、名词解释

1. 疥疮结节：疥螨死后引起的异物反应，成年男性或儿童在阴囊、阴茎等处可出现淡红色或红褐色，绿豆至黄豆大半球形（3～5mm）炎性硬节，常伴剧痒。

2. 谷痒症：农民收割谷物时被蒲螨叮咬皮肤所致的皮炎。

三、填空题

1. 疥螨

2. 结痂性疥疮

3. 桑毛虫　松毛虫　刺毛虫　刺毛虫

4. 强酸性毒液

5. 头虱　体虱　阴虱

6. 尽可能去除毒毛

7. 组胺　透明质酸酶　磷脂酶A　含有酸性磷酸酶活性的高分子物质

8. 卵　幼虫　稚虫（若虫）　成虫

9. 血清病样迟发型过敏反应

四、简答题

1. 简述疥疮的诊断依据。

✍ （1）特有的丘疹、丘疱疹及隧道，阴囊瘙痒性结节。

（2）特殊的好发部位，如指缝、乳晕、腕部屈侧、下腹及股内侧等。

（3）奇痒，夜间尤甚。

（4）接触传染史，同一家庭或集体中常有同样患者。

（5）确诊：镜检找到疥虫或虫卵，或皮肤镜观察到疥虫或虫卵。

2. 简述疥疮的外用药物治疗。

答 （1）外用药物：①10% 硫黄软膏（婴幼儿用 5%）——热水和肥皂洗澡后用药，1~2 次/日，连续 3~4 日为一疗程。②5% 三氯苯醚菊酯霜——外用后 8~10 小时后洗去。③25% 苯甲酸苄酯乳剂——1~2 次/日，共 2~3 日。④阴囊、外阴处的疥疮结节难以消退者——外用或结节内注射糖皮质激素；液氮冷冻或手术切除。

（2）治疗注意事项：①涂擦全身。②用药期间不洗澡以保持药效。③一次治疗未愈，间隔 1~2 周后重复使用。

（龙启忠）

第14章 皮炎和湿疹

【学/习/要/点】

一、掌握

1. 接触性皮炎的临床表现、诊断及治疗。
2. 湿疹的定义、临床表现、诊断、鉴别诊断及治疗。
3. 特应性皮炎的临床表现。

二、熟悉

1. 接触性皮炎的病因及发病机制。
2. 自身敏感性皮炎、婴儿湿疹、淤积性皮炎的临床表现。

【应/试/考/题】

一、选择题

【A/型/题】

1. 变应性接触性皮炎属于 （　　）
   A. Ⅰ型超敏反应　　B. Ⅱ型超敏反应
   C. Ⅲ型超敏反应　　D. Ⅳ型超敏反应
   E. Ⅴ型超敏反应

2. 下列关于变应性接触性皮炎的描述，错误的是 （　　）
   A. 有一定潜伏期
   B. 易反复发作
   C. 任何人接触后均可发病
   D. 斑贴试验阳性
   E. 皮损分布广泛

3. 急性接触性皮炎皮损的特点是 （　　）
   A. 皮损多以水疱为主
   B. 常无自觉症状
   C. 境界不清
   D. 皮损形态与接触物有关
   E. 只局限于接触部位

4. 特殊类型接触性皮炎不包括 （　　）
   A. 尿布皮炎
   B. 漆性皮炎
   C. 空气源性接触性皮炎
   D. 异位性皮炎
   E. 化妆品皮炎

5. 诊断接触性皮炎最简单的检查是 （　　）
   A. 血中查致敏原
   B. 斑贴试验

C.病理活检

D.淋巴细胞转化试验

E.点刺试验

6. 某人接触油漆后,于面部、手指出现红肿、水疱及渗液。首选外用药是（　）

　　A.黄连扑粉　　　B.白色洗剂

　　C.3%硼酸溶液　　D.氧化锌油膏

　　E.丁酸氢化可的松乳膏

7. 接触致敏反应的诱导期约需（　）

　　A.1~2日　　　B.3日

　　C.4日　　　　D.1周

　　E.2周

8. 集体敷药后,个别人于敷药处出现红斑、丘疱疹。首先考虑诊断为（　）

　　A.药物性皮炎

　　B.湿疹

　　C.变应性接触性皮炎

　　D.自身敏感性皮炎

　　E.刺激性接触性皮炎

9. 下列关于急性湿疹的描述,正确的是（　）

　　A.致病因素易查清

　　B.渗出明显时用溶液湿敷

　　C.皮损单一

　　D.皮损局限

　　E.皮损肥厚时用洗剂外用

10. 汗疱疹可归属于（　）

　　A.手足癣　　　B.接触性皮炎

　　C.汗腺病变　　D.湿疹

　　E.剥脱性角质松解症

11. 下列关于特殊类型湿疹的描述,正确的是（　）

　　A.手部湿疹发病率高

　　B.乳房湿疹多见于老年性妇女

　　C.钱币状湿疹无水疱及渗出

　　D.钱币状湿疹好发于躯干

　　E.自身敏感性皮炎瘙痒不明显

12. 急性湿疹与接触性皮炎相比较,前者的皮疹特点为（　）

　　A.皮损较单一,境界清楚

　　B.多形性,境界不清

　　C.皮损暗红,浸润肥厚

　　D.皮损苔藓化

　　E.无渗出

13. 下列有关特应性皮炎的描述,错误的是（　）

　　A.婴儿期和儿童期皮损多见于面部和肘窝、腘窝等处,呈红斑、丘疹、丘疱疹、渗出、糜烂等多形性皮损

　　B.青年成人期皮损常表现局限性苔藓样变

　　C.家族中有遗传过敏史（哮喘、过敏性鼻炎,特应性皮炎）

　　D.血清IgG升高

　　E.血中嗜酸粒细胞增高

14. 表现为局部浸润肥厚,常于冬季引起裂隙的湿疹是（　）

　　A.乳房湿疹　　　B.手部湿疹

　　C.阴囊湿疹　　　D.钱币状湿疹

　　E.异位性皮炎

15. 与湿疹发病有关的内部因素不包括（　）

　　A.慢性感染病灶

　　B.神经精神因素

　　C.遗传因素

　　D.肿瘤

　　E.内分泌代谢因素

16. 特应性皮炎患者哪项正确（　）

　　A.血清IgG升高,血嗜酸性粒细胞增多

　　B.血清IgE正常,血嗜酸性粒细胞减少

　　C.血清IgE降低,血嗜酸性粒细胞减少

　　D.血清IgG升高,血嗜酸性粒细胞正常

　　E.血清IgE升高,血嗜酸性粒细胞增多

17. 下列关于淤积性皮炎的描述,错误的是（　）

　　A.可伴有不同程度静脉曲张

B. 可形成溃疡,并遗留色素沉着

C. 处理可采用抬高患肢并用弹力绷带等方法

D. 好发于四肢

E. 反复发作者可采用曲张静脉根治术

18. 手足湿疹的临床表现不包括　　(　　)

A. 多形性皮损,境界不清

B. 对称分布

C. 常伴有甲增厚、污秽、脱落

D. 易渗出

E. 伴有瘙痒

19. 特应性皮炎的防治措施不包括(　　)

A. 外用药物治疗原则与湿疹相同

B. 积极使用抗生素防治感染

C. 应特别注意食物过敏

D. 适当减少洗澡及使用肥皂的次数

E. 可外用保湿剂

20. 特应性皮炎渗出性损害最常见于

　　　　　　　　　　　　(　　)

A. 婴儿　　　　　B. 儿童

C. 青少年　　　　D. 成人

E. 老年人

21. 患者局部外伤感染后于全身出现红斑、丘疹、水疱,糜烂,伴有瘙痒,局部淋巴结肿大。首先考虑诊断为(　　)

A. 湿疹

B. 脓疱疮

C. 自身敏感性皮炎

D. 淤积性皮炎

E. 异位性皮炎

22. 特应性皮炎物理治疗宜选　　(　　)

A. UVB 和 PUVA

B. UVC 和 UVA

C. UVC

D. PUVA

E. NB - UVB 和 UVA1

23. 下列关于湿疹治疗的描述,错误的是

　　　　　　　　　　　　(　　)

A. 内服药的目的主要是抗炎止痒

B. 合并感染者,可加用抗生素

C. 慢性湿疹迁延不愈者,需口服糖皮质激素

D. 根据皮疹形态特点,选用适当的剂型和药物

E. 消除体内慢性病灶及其他全身性疾病

【B 型题】

(24 ~ 25 题共用备选答案)

A. 瘙痒症　　　　B. 神经性皮炎

C. 湿疹　　　　　D. 异位性皮炎

E. 接触性皮炎

24. 患儿,男,5 岁。从小发病,四肢屈侧红斑、丘疹,呈片状苔藓化,剧痒,反复发作加重,时有少量渗出,其父有哮喘史。首先考虑诊断为　　　(　　)

25. 急性期以丘疱疹为主伴渗出倾向,慢性期以苔藓样变为主,常反复发作,同时瘙痒剧烈。首先考虑诊断为(　　)

(26 ~ 27 题共用备选答案)

A. Ⅰ型超敏反应

B. 原发性刺激反应

C. 接触性致敏反应

D. 光毒性反应

E. Ⅱ型超敏反应

26. 强酸、强碱引起的接触性皮炎为　(　　)

27. 杀虫剂引起的接触性皮炎为　　(　　)

(28 ~ 30 题共用备选答案)

A. 软膏　　　　　B. 糊剂

C. 溶液　　　　　D. 洗剂

E. 粉剂

28. 湿疹、皮炎鲜红斑上有较多渗出,选用何剂型　　　　　　　　(　　)

29. 湿疹、皮炎淡红斑上有少量渗出,选用何剂型　　　　　　　　　　　(　　)

30. 湿疹、皮炎皮损粗糙肥厚无渗出,选用何剂型　　　　　　　　　　　(　　)

(31～33题共用备选答案)

A. 渗出　　　　　B. 丘疹

C. 苔藓样变　　　D. 水疱

E. 溃疡

31. 最宜采用溶液湿敷的皮损为　(　　)

32. 易引起感染性湿疹样皮炎的皮损为　　　　　　　　　　　　　　(　　)

33. 青年成人期特应性皮炎主要皮损为　　　　　　　　　　　　　　(　　)

(34～35题共用备选答案)

A. 丘疱疹　　　　B. 溃疡

C. 水疱　　　　　D. 脓疱

E. 坏死

34. 急性期湿疹的皮损主要为　(　　)

35. 淤积性皮炎病程长且感染者可出现　　　　　　　　　　　　　　(　　)

(36～38题共用备选答案)

A. 会阴　　　　　B. 四肢

C. 下肢　　　　　D. 面部

E. 全身

36. 尿布皮炎好发于　　　　　(　　)

37. 婴儿期特应性皮炎好发于　(　　)

38. 钱币状湿疹好发于　　　　(　　)

【X型题】

39. 下列关于变应性接触性皮炎的描述,错误的是　　　　　　　　(　　)

A. 无一定潜伏期

B. 再次接触同样致敏物不会发病

C. 任何人均可发病

D. 斑贴试验阳性

E. 皮肤屏障功能异常

40. 下列关于接触物的描述,正确的是　　　　　　　　　　　　(　　)

A. 接触物分为原发性刺激物和接触性致敏物

B. 有些物质低浓度时为致敏物,高浓度时为刺激物

C. 强酸引起接触致敏反应

D. 接触物浓度决定病情轻重

E. 接触性致敏物致发病有潜伏期

41. 可引起裂隙的湿疹包括　　　(　　)

A. 乳房湿疹　　　B. 钱币状湿疹

C. 阴囊湿疹　　　D. 手部湿疹

E. 自身敏感性皮炎

42. 可导致手部出现水疱的疾病包括　　　　　　　　　　　　　　(　　)

A. 手癣　　　　　B. 手部湿疹

C. 汗疱疹　　　　D. 接触性皮炎

E. 手足口病

43. 下列关于湿疹的描述,错误的是　　　　　　　　　　　　　(　　)

A. 慢性湿疹由急性湿疹迁延而来,患者不能直接患慢性湿疹

B. 急性湿疹不适当处理后可转换为亚急性湿疹或慢性湿疹

C. 亚急性湿疹受新的刺激后可呈急性发作

D. 亚急性湿疹皮损以渗出为主

E. 慢性湿疹瘙痒常呈阵发性

44. 特应性皮炎临床分为　　　　(　　)

A. 婴儿期　　　　B. 儿童期

C. 新生儿期　　　D. 青年成人期

E. 老年期

45. 自身敏感性皮炎的治疗可选择(　　)

A. 抗组胺药　　　B. 抗生素

C. 糖皮质激素　　D. 抗病毒药

E. 硼酸溶液

46. 特应性皮炎的诊断依据包括　(　　)

A. 2岁前发病

B. 家族中有遗传过敏史

C. 血嗜酸性粒细胞增高

D. 血清 IgE 增高

E. 全身皮肤干燥史

47. 特应性皮炎的一般防治原则是（　　）

　　A. 避免一切外来刺激

　　B. 避免过度皮肤清洗

　　C. 可外用保湿剂

　　D. 常规预防性使用抗生素

　　E. 常规使用抗组胺药

48. 异位性皮炎中的"异位性"的含义是
　　　　　　　　　　　　　　（　　）

　　A. 常有患哮喘、过敏性鼻炎、湿疹的家族倾向

　　B. 对异体蛋白过敏

　　C. 血清中 IgE 水平升高

　　D. 外周血中嗜酸性粒细胞增多

　　E. 全身皮肤干燥

49. 湿疹的特征包括　　　　　（　　）

　　A. 瘙痒剧烈

　　B. 多形性皮损、对称分布

　　C. 急性期有渗出倾向

　　D. 慢性期呈苔藓样变皮损

　　E. 易反复发作

50. 下列关于慢性湿疹的描述,错误的是
　　　　　　　　　　　　　　（　　）

　　A. 皮疹肥厚苔藓化

　　B. 自觉瘙痒不明显

　　C. 易有瘢痕形成

　　D. 激素软膏治疗有效

　　E. 多对称发病

二、名词解释

1. contact dermatitis

2. atopic dermatitis

三、填空题

1. 接触性皮炎的发病机制可分为_____和_____。

2. 湿疹根据病程可分为_____、_____和_____。

3. 特殊类型接触性皮炎有_____、_____、_____和_____。

4. 湿疹是由内外因素所致的_____及_____的炎症。

5. 特应性皮炎在不同年龄阶段有不同的特点,通常可分为_____、_____和_____三个阶段。

四、简答题

1. 简述变应性接触性皮炎的共同特点。

2. 简述刺激性接触性皮炎的共同特点。

3. 简述急性接触性皮炎与急性湿疹的鉴别要点。

五、论述题

1. 试述特应性皮炎的诊断标准。

2. 试述接触性皮炎原发性刺激与接触性致敏的鉴别要点。

六、病例分析题

患者,女,20 岁。因"面部、四肢反复皮疹伴瘙痒 1 年,再发 10 天"来诊。1 年前不明原因于面部、四肢出现片状红斑、丘疹、水疱,局部水疱破溃后渗出,皮损对称分布,伴有瘙痒,附近医院给予抗过敏药物口服后皮损减轻,但停药后不久病情反复。10 天前因进食"海鲜"后上述症状再发,以面部为甚,瘙痒明显,为求明确诊治,遂至我院。既往体健。无家族史。查体:生命体征平稳,心、肺、腹部未发现异

常。专科检查:面部、耳部、四肢、躯干处起大小不一红斑、丘疹、水疱,局部密集成片,边境不清,可见有渗出,皮损对称分布。病理检查:表皮内海绵水肿,真皮浅层血管周围淋巴细胞浸润。

问题:

1.请做出诊断并给出诊断依据。

2.试述治疗方案。

【参/考/答/案】

一、选择题

【A 型题】

1. D	2. C	3. D	4. D	5. B
6. C	7. C	8. C	9. B	10. D
11. A	12. B	13. D	14. B	15. D
16. E	17. D	18. C	19. B	20. A
21. C	22. E	23. C		

【B 型题】

24. D	25. C	26. B	27. C	28. C
29. B	30. A	31. A	32. E	33. C
34. A	35. B	36. A	37. D	38. B

【X 型题】

39. ABC	40. ABE	41. AD
42. ABCDE	43. AD	44. ABD
45. ABCE	46. ABCDE	47. ABC
48. ABCD	49. ABCDE	50. BC

2. C【解析】变应性接触性皮炎仅有少数人接触后经一定时间的潜伏期才发病。

3. D【解析】急性接触性皮炎的典型皮损为境界清楚的红斑,可出现丘疹、丘疱疹、水疱、大疱甚至坏死,多局限于接触部位,少数可蔓延或累及周边,自觉瘙痒、灼痛。

4. D【解析】异位性皮炎又称"特应性皮炎""遗传过敏性皮炎",是一种具有遗传倾向的过敏反应性皮肤病。

6. C【解析】根据外用药的使用原则,急性期皮损以水疱、渗出为主时需要用溶液湿敷。

8. C【解析】同时多人外敷药物后,只有其中一人出现皮疹且为接触部位发生,故考虑变应性接触性皮炎。

9. B【解析】急性湿疹致病因素复杂,不易查清,皮损境界不清、多样,肥厚性皮损宜用湿包裹。

11. A【解析】乳房湿疹多见于哺乳期女性;钱币状湿疹好发于四肢,急性期红肿、渗出明显;自身敏感性皮炎瘙痒剧烈。

12. B【解析】急性湿疹的临床表现为多形性、边界不清、有渗出倾向,慢性湿疹皮损暗红、浸润肥厚、有苔藓样变。

13. D【解析】特应性皮炎实验室检查中伴有 IgE 升高,而非 IgG。

15. D【解析】与湿疹相关的内部因素包括慢性感染病灶、内分泌因素、神经精神因素及遗传因素,不包括肿瘤。

17. D【解析】淤积性皮炎多伴有下肢静脉曲张,皮损主要发生于下肢,而不是四肢。

18. C【解析】手足湿疹甲损害少见,甲增厚、污秽、脱落常见于手足癣。

19. B【解析】特应性皮炎与家族过敏史有

关，临床上以全身皮肤干燥、瘙痒为表现，故治疗上以保湿、止痒为主，在无明确感染情况下不需加用抗生素治疗。

21. C【解析】患者于外感染后出现全身红斑、丘疹、水疱等湿疹样表现，故诊断要考虑组织分解产物、细菌产物等抗原引发的免疫反应即自身敏感性皮炎。

23. C【解析】湿疹患者慢性迁延者可外用激素类软膏、硬膏，顽固性皮疹可用糖皮质激素局部封包，不宜系统使用激素。

39. ABC【解析】变应性接触性皮炎有一定潜伏期，再次接触同一过敏原时可再次发病，接触致敏因子后仅少数人发病。

40. ABE【解析】接触物分为原发性刺激物和接触性致敏物，部分接触物低浓度为致敏物，高浓度为刺激物。强酸为刺激物，引起刺激性接触性皮炎，而非变应性接触性皮炎，不属致敏反应。刺激物浓度决定病情轻重，但接触性致敏物的浓度与病情无关。

41. AD【解析】手部湿疹冬季常形成裂隙；乳房湿疹边界不清，可伴糜烂、渗出及裂隙；肛门湿疹、钱币状湿疹，急性期红肿渗出明显，慢性期以苔藓样变为主。

42. ABCDE【解析】手癣可出现水疱、红斑、脱屑、角化等皮损，湿疹、汗疱疹、接触性皮炎等均可出现水疱。

43. AD【解析】慢性湿疹也可由持续轻微刺激而致，一开始即表现为慢性化，亚急性湿疹表现为红肿、渗出减轻，有丘疹、少量丘疱疹、鳞屑及轻度浸润。

45. ABCE【解析】自身敏感性皮炎一般无

病毒感染，不需要抗病毒药。

50. BC【解析】慢性湿疹仍然有明显瘙痒，另外慢性湿疹可有不同程度的色素沉着或色素减退，但很少形成瘢痕。

二、名词解释

1. 接触性皮炎：由于接触某些外源性物质后，在皮肤黏膜接触部位发生的急性或慢性炎症反应。

2. 特应性皮炎：又称异位性皮炎。是一种与遗传过敏素质有关的皮肤炎症性疾病。其特征是皮肤瘙痒，皮疹多形性并有渗出倾向，在不同年龄阶段有不同临床表现。患者常伴有哮喘、过敏性鼻炎及血清 IgE 增高等。

三、填空题

1. 刺激性　变应性
2. 急性湿疹　亚急性湿疹　慢性湿疹
3. 化妆品皮炎　尿布皮炎　漆性皮炎空气源性接触性皮炎
4. 真皮浅层　表皮
5. 婴儿期　儿童期　青年成人期

四、简答题

1. 简述变应性接触性皮炎的共同特点。

答 ①有一定潜伏期；②皮损常呈广泛性、对称性分布；③易反复发作；④斑贴试验阳性。

2. 简述刺激性接触性皮炎的共同特点。

答 ①任何人接触后均发病；②无一定潜伏期；③皮损局限于直接接触部位，境界清楚；④停止接触后皮损可消退。

3. 简述急性接触性皮炎与急性湿疹的鉴别要点。

答 见下表。

急性接触性皮炎与急性湿疹的鉴别要点

	急性接触性皮炎	急性湿疹
病因	多为外因,有接触史	复杂,多为内因所致,不易查清
好发部位	多为接触部位	任何部位
皮损特点	形态单一,可有大疱及坏死,炎症较重	多形性,对称性,无大疱及坏死,炎症较轻
皮损境界	清楚	不清楚
自觉症状	瘙痒、灼热或疼痛	瘙痒,一般不痛
病程	较短,去除病因后迅速自愈,不接触不复发	较长,易复发
斑贴试验	(+)	(-)

五、论述题

1. 试述特应性皮炎的诊断标准。

答 目前国际上常用特应性皮炎(AD)的诊断标准为 Williams1994 年制定的标准。持续 12 个月的皮肤瘙痒加上以下标准中的任意 3 项或更多:

(1)2 岁以前发病(4 岁以下儿童不适用)。

(2)身体屈侧皮肤受累(包括肘窝、腘窝、踝前及颈周,10 岁以下儿童包括颊部)。

(3)有全身皮肤干燥史。

(4)个人史中有其他过敏性疾病如哮喘或花粉症,或一级亲属中有过敏性疾病史。

(5)有可见的身体屈侧湿疹样皮损。

2. 试述接触性皮炎原发性刺激与接触性致敏的鉴别要点。

答 见下表。

原发性刺激与接触性致敏的鉴别要点

	原发性刺激	接触性致敏
危险人群	任何人	少数遗传易感人群
免疫应答机制	非免疫性,表皮理化性质改变	迟发型超敏反应
接触物性质	无机、有机类物质刺激	半抗原(低分子量)
接触物浓度	常较高	可较低
起病方式	随表皮完整性丧失逐渐加重	有一定潜伏期
分布	任何部位	接触部位
诊断方法	试验性脱离致敏原	试验性脱离致敏原和(或)斑贴试验
治疗特点	保护,减少接触致敏原	完全避免再次接触致敏原

六、病例分析题

1. 请做出诊断并给出诊断依据。

答 (1)诊断:湿疹。

(2)诊断依据:根据多形性皮损如红斑、丘疹、水疱、渗出,皮损对称分布,瘙痒剧烈,有渗出及结合病理示表皮内海绵水肿等可诊断。

2. 试述治疗方案。

答（1）一般治疗：积极找出可能病因并予以去除；排除慢性病灶及内脏器官疾病。保持皮肤清洁，避免外界各种刺激，避免辛辣刺激性食物等。

（2）外用药物治疗：见下表。

湿疹的外用药治疗原则

病程不同时期皮损特点	药物剂型选择
急性期无渗液或渗出不多者	糖皮质激素霜剂
急性期渗出多者	3% 硼酸溶液(0.1% 依沙丫啶溶液)做冷湿敷，渗出减少后用糖皮质激素霜剂，与油剂交替使用
亚急性期	糖皮质激素乳剂、糊剂，如有继发性感染，可加用抗生素
慢性期(苔藓化显著)	软膏、硬膏、涂膜剂，顽固性局限性皮损可用糖皮质激素封包

（3）系统药物治疗：影响睡眠时可用抗组胺药；继发细菌感染者配合使用有效的抗生素，继发病毒感染配合抗病毒治疗。外用药物和物理治疗无效者，考虑使用免疫抑制剂。

（申小平）

第15章 荨麻疹类皮肤病

【学/习/要/点】

一、掌握

1. 荨麻疹的临床表现、诊断及治疗。
2. 严重荨麻疹的抢救。
3. 血管性水肿的临床表现。

二、熟悉

1. 荨麻疹的病因和发病机制。
2. 特殊类型荨麻疹的特点。

【应/试/考/题】

一、选择题

【A/型/题】

1. 荨麻疹的皮损主要是 （　　）
   A. 红斑　　　　　　B. 水肿
   C. 风团　　　　　　D. 丘疹
   E. 渗出

2. 下列关于急性自发性荨麻疹临床表现的描述，正确的是 （　　）
   A. 大小不等、形态不一的红色风团
   B. 起病常较慢，皮肤发痒逐渐出现
   C. 全身症状一般轻，反复发生达数月
   D. 消退后可留有色素沉着斑
   E. 反复发作可出现溃疡

3. 特殊类型的荨麻疹不包括 （　　）
   A. 皮肤划痕症
   B. 冷接触性荨麻疹
   C. 胆碱能性荨麻疹
   D. 荨麻疹性血管炎
   E. 血管性水肿

4. 荨麻疹患者伴有寒战、高热、脉率增快等全身中毒症状应注意 （　　）
   A. 心脏变态反应　　B. 过敏性休克
   C. 全身感染　　　　D. 荨麻疹性血管炎
   E. 急腹症

5. 血管性水肿累及 （　　）
   A. 表皮
   B. 真皮
   C. 皮下疏松组织及黏膜

D. 附属器

E. 以上均有

6. 荨麻疹伴有过敏性休克的表现不包括

（　　）

A. 风团消退　　　　B. 心率增快

C. 四肢冰冷　　　　D. 血压降低

E. 烦躁

7. 患者，男，30 岁。每因食入热性食物或运动出汗时，躯体四肢就会出现 1～3mm 风团皮疹，周围有明显红晕。乙酰胆碱做皮试注射处周围可见卫星状小风团。首先考虑的诊断是（　　）

A. 热接触性荨麻疹

B. 胆碱能性荨麻疹

C. 运动诱导性荨麻疹

D. 多形性红斑

E. 遗传性家族性荨麻疹综合征

8. 急性自发性荨麻疹的临床表现不包括

（　　）

A. 腹痛　　　　　　B. 呼吸困难

C. 皮肤溃疡　　　　D. 心慌

E. 呕吐

9. 急性自发性荨麻疹皮损持续时间一般不超过

（　　）

A. 12 小时　　　　B. 24 小时

C. 36 小时　　　　D. 48 小时

E. 6 周

10. 慢性自发性荨麻疹的临床表现不包括

（　　）

A. 常伴有腹痛

B. 风团时多时少

C. 反复发生达数月之久

D. 伴有瘙痒

E. 病程超过 6 周

11. 下列关于胆碱能性荨麻疹的描述，错误的是

（　　）

A. 多见于年轻患者

B. 与被动性体温升高有关

C. 以 1∶5000 乙酰胆碱做皮试阳性

D. 可伴有流涎、头痛、瞳孔缩小

E. 皮损常散发于肢体远心端

12. 皮肤接触水后出现荨麻疹首先考虑

（　　）

A. 胆碱能荨麻疹

B. 接触性荨麻疹

C. 水源性荨麻疹

D. 冷接触性荨麻疹

E. 热接触性荨麻疹

13. 日光性荨麻疹最敏感的紫外线波长是

（　　）

A. 300nm　　　　　B. 311nm

C. 532nm　　　　　D. 755nm

E. 1064nm

【B 型题】

（14～17 题共用备选答案）

A. 日光性荨麻疹

B. 接触性荨麻疹

C. 冷接触性荨麻疹

D. 胆碱能性荨麻疹

E. 皮肤划痕症

14. 临床上表现为接触冷风、冷水或冷物后，暴露或接触部位产生风团，重者可出现手麻、唇麻、胸闷甚至休克。应首先考虑为

（　　）

15. 由于运动、受热、情绪紧张、进食热饮或乙醇饮料后，受刺激后出现丘疹性风团，周围有程度不一的红晕，互不融合，自觉剧痒。应首先考虑为 （　　）

16. 临床上用手搔抓或用钝器划过皮肤后，沿划痕出现条索状隆起，伴瘙痒，不久后可自行消退。应首先考虑为

（　　）

17. 日光照射后数分钟内在暴露部位出现红

斑和风团,自觉皮肤瘙痒、刺痛,1 小时左右自行缓解。应首先考虑为　（　）

（18～20 题共用备选答案）

A. Ⅰ型超敏反应　B. Ⅱ型超敏反应

C. Ⅲ型超敏反应　D. Ⅳ型超敏反应

E. 非免疫性机制

18. 阿司匹林所致荨麻疹为　　　　（　）

19. 输血引起的荨麻疹多为　　　　（　）

20. 荨麻疹性血管炎发病可为　　　（　）

（21～23 题共用备选答案）

A. 酮替芬　　　　B. 赛庚啶

C. 阿托品　　　　D. 羟氯喹

E. 溴丙胺太林

临床上,在使用抗组胺药物的基础上

21. 日光性荨麻疹可联合使用　　　（　）

22. 冷接触性荨麻疹可联合使用　　（　）

23. 皮肤划痕症可联合使用　　　　（　）

【X/型/题】

24. 荨麻疹的病因包括　　　　　　（　）

A. 动物蛋白

B. 病毒或细菌感染

C. 药物

D. 自身免疫性甲状腺炎

E. 恶性肿瘤

25. 下列关于风团特点的描述,错误的是

（　）

A. 24 小时内消退

B. 伴有灼热疼痛

C. 消退后留有色素沉着

D. 可形成溃疡

E. 伴有瘙痒

26. 下列关于慢性自发性荨麻疹治疗的描述,错误的是　　　　　　　　（　）

A. 因病因复杂,以对症治疗为主

B. 给药时间一般应固定在早上,效果较好

C. 一种抗组胺药物无效时,可 2～3 种同时给药

D. H_1 受体拮抗剂不能与 H_2 受体拮抗剂联用

E. 难治性慢性自发性荨麻疹可用生物制剂和免疫抑制剂

27. 慢跑可引起　　　　　　　　　（　）

A. 运动诱导性荨麻疹

B. 热接触性荨麻疹

C. 胆碱能性荨麻疹

D. 压力性荨麻疹

E. 振动性荨麻疹

28. 诱导性荨麻疹包括　　　　　　（　）

A. 冷接触性荨麻疹

B. 日光性荨麻疹

C. 皮肤划痕症

D. 水源性荨麻疹

E. 延迟压力性荨麻疹

29. 急性荨麻疹病情严重出现休克、喉头水肿及呼吸困难,抢救措施包括

（　）

A. 皮下注射或肌内注射 0.1% 肾上腺素 0.5～1ml

B. 地塞米松 5～10mg 肌内注射或静脉注射

C. 支气管痉挛时,可静脉注射氨茶碱

D. 喉头水肿呼吸受阻时行气管切开术

E. 心跳、呼吸骤停,应进行心肺复苏

30. 酮替芬可用于　　　　　　　　（　）

A. 皮肤划痕症

B. 冷接触性荨麻疹

C. 胆碱能性荨麻疹

D. 日光性荨麻疹

E. 热接触性荨麻疹

31. 下列关于遗传性血管性水肿的描述,正确的是　　　　　　　　　（　）

A. Ⅰ型的特征是 C1INH 的形成不足

B. Ⅱ型患者 C1INH 水平正常或增高,
而功能缺失

C. Ⅲ型为 X 连锁显性遗传病,仅发生
于女性

D. Ⅱ型最常见

E. 肾上腺素是唯一在发作期暂时有效
的药物

二、名词解释

1. urticaria

2. 皮肤划痕症

3. angioedema

三、填空题

1. 荨麻疹的发病机制一般可分为_____、_____和_____。

2. 病程超过_____周,每周至少发作_____次,称为慢性荨麻疹。

3. 延迟压力性荨麻疹常见于_____及_____部位。

4. 日光性荨麻疹_____小时内可自行消退。

5. 运动性荨麻疹与胆碱能性荨麻疹病因不同,后者是由_____所引起。

6. 胆碱能性荨麻疹常见的诱发因素包括_____、_____、_____及_____等。

7. 遗传性血管性水肿可分为三型:Ⅰ型为_____相关,Ⅱ型为_____相关,Ⅲ型为_____的遗传性血管性水肿;主要发生在三个部位:_____、_____和_____。

四、简答题

1. 简述血管性水肿的临床表现。

2. 简述胆碱能性荨麻疹的临床表现。

五、论述题

试述荨麻疹的系统药物治疗。

【参/考/答/案】

一、选择题

【A 型题】

1. C　　2. A　　3. D　　4. C　　5. C
6. A　　7. B　　8. C　　9. B　　10. A
11. E　　12. C　　13. A

【B 型题】

14. C　　15. D　　16. E　　17. A　　18. E
19. B　　20. C　　21. D　　22. B　　23. A

【X 型题】

24. ABCDE　　25. BCD　　26. ABD
27. ACE　　28. ABCDE　　29. ABCDE

30. AC　　　31. ABCE

2. A【解析】急性荨麻疹患者急性起病,常自觉突然瘙痒,风团消退后不会出现色素沉着,持续时间一般不超过 24 小时,一般不出现溃疡。

3. D【解析】特殊类型的荨麻疹不包括荨麻疹性血管炎。

4. C【解析】荨麻疹病因复杂,合并有寒战、高热等全身中毒症状提示患者有感染。

5. C【解析】血管性水肿(巨大荨麻疹)是一种发生于皮下疏松组织或黏膜的局限性水肿。

6. A【解析】荨麻疹伴发过敏性休克时除烦

躁、心率增快、四肢冰冷、血压下降外，全身皮肤风团明显。

9. B【解析】荨麻疹皮损一般不超过24小时，如皮损超过24小时以上则要注意有荨麻疹性血管炎的可能。

10. A【解析】慢性自发性荨麻疹全身症状较轻，一般不累及胃肠道黏膜，不常出现腹痛。

11. E【解析】胆碱能性荨麻疹皮损常散发于肢体近心端和躯干上部。

18~20. EBC【解析】阿司匹林所致荨麻疹为通过肥大细胞膜表面的受体和配体间直接作用导致细胞活化，为非免疫性。参与Ⅱ型超敏反应的抗体主要是IgG和IgM类抗体，输血反应多为供血者红细胞表面的血型抗原与受者血清中的天然抗体（IgM）结合后激活补体使红细胞溶解引起溶血反应，输血引起的荨麻疹多为Ⅱ型超敏反应。Ⅲ型超敏反应又称为免疫复合物型或血管炎型变态反应，荨麻疹性血管炎发病可为Ⅲ型超敏反应。

25. BCD【解析】风团特点是24小时内消退，伴有瘙痒，无灼热及疼痛，不会留下色素沉着及形成溃疡。

26. ABD【解析】慢性荨麻疹的治疗以对因治疗为主，给药时间应根据风团发生的时间进行调整，首选第2代H_1受体拮抗剂，一种抗组胺药物无效时，可以2~3种同时给药。

28. ABCDE【解析】诱导性荨麻疹包括皮肤划痕症、日光性荨麻疹、冷接触性荨麻疹、水源性荨麻疹、胆碱能性荨麻疹、延迟压力性荨麻疹等。

29. ABCDE【解析】急性荨麻疹伴发休克时应立即抢救处理包括：0.1%肾上腺素皮下或肌内注射、糖皮质激素肌内注射或静脉注射、支气管痉挛严重时静注氨茶碱、喉头水肿呼吸受阻进行气管切开。

30. AC【解析】酮替芬在皮肤划痕症和胆碱能性荨麻疹与抗组胺联合应用。

31. ABCE【解析】Ⅰ型最常见，85%的患者属于此型。

二、名词解释

1. 荨麻疹：皮肤黏膜因暂时性血管通透性增加而发生的局限性水肿，又称"风疹块"。

2. 皮肤划痕症：用手搔抓或用钝器划过皮肤后，沿划痕出现条索状隆起，伴瘙痒，不久后可自行消退，又称"人工荨麻疹"。

3. 血管性水肿：又称"巨大荨麻疹"，是一种发生于皮下疏松组织或黏膜的局限性水肿，分获得性和遗传性。

三、填空题

1. 免疫性机制　非免疫性机制　其他机制

2. 6　2

3. 承重　持久压迫

4. 1~2

5. 被动性体温升高

6. 运动　受热　情绪紧张　进食热饮或乙醇饮料

7. 遗传性C1INH缺乏　遗传因子Ⅻ突变　原因不明　皮下组织　腹腔脏器　上呼吸道

四、简答题

1. 简述血管性水肿的临床表现。

答 见下表。

血管性水肿的临床表现

	获得性血管性水肿	遗传性血管性水肿
常见部位	皮肤松弛部位多见	皮下组织、腹腔脏器、上呼吸道
皮损特点	局限性肿胀，边界不清，多单发，呈肤色或淡红色，光亮，有弹性	局限性、非凹陷性皮下水肿
痒感	自觉瘙痒不明显	自觉瘙痒不明显
相关症状	多并发荨麻疹；喉头水肿可致呼吸困难；消化道受累可致腹痛、腹泻	发生于腹腔脏器——类似急腹症 发生于上呼吸道——喉头水肿
病程特点	持续数小时至数日，消退后不留痕迹	发生于皮下组织——持续 1～5 日 发生于腹腔脏器——持续 12～24 小时

2. 简述胆碱能性荨麻疹的临床表现。

答 (1) 多发人群：年轻人。

(2) 诱发因素：运动、受热、情绪紧张、进食热饮或乙醇饮料。

(3) 皮损特点：受刺激后数分钟出现小丘疹性风团，周围有程度不一的红晕。自觉瘙痒、麻刺感或烧灼感，也可仅有剧痒而无皮损。

(4) 专科检查：用 1∶5000 乙酰胆碱做皮试或划痕试验，可在注射处出现风团，周围可出现卫星小风团。

五、论述题

试述荨麻疹的系统药物治疗。

答 (1) 原则：去除病因，抗过敏、对症治疗。

(2) 具体药物：见下表。

荨麻疹的系统药物治疗

分类	治疗措施
急性自发性荨麻疹	首选药物：第二代 H_1 受体拮抗剂
	协同药物：维生素 C、钙剂
	对症处理药物：伴腹痛——解痉药物（山莨菪碱、阿托品等）；脓毒血症、败血症——选择合适的抗生素
慢性自发性荨麻疹	首选药物：第二代 H_1 受体拮抗剂
	用药方案：①第二代抗组胺药一组无效，更换种类、2 种联用或交替使用；②视病情联合第一代抗组胺药、白三烯受体拮抗剂等；③酌情使用羟氯喹、雷公藤总苷；④症状控制后，应维持治疗，逐渐减量至停药
	难治性慢性自发性荨麻疹：生物制剂——奥马珠单抗；免疫抑制剂——环孢素等
诱导性荨麻疹	基础用药：抗组胺药
	联合用药：皮肤划痕症——酮替芬；冷接触性荨麻疹——赛庚啶、多塞平；胆碱能性荨麻疹——达那唑、酮替芬；日光性荨麻疹——羟氯喹；延迟压力性荨麻疹——糖皮质激素、氨苯砜、柳氮磺吡啶

（申小平）

第 16 章　药　疹

【学/习/要/点】

一、掌握

1. 药疹的定义。
2. 各型药疹的临床表现、诊断及治疗。

二、熟悉

1. 药疹的发病机制。
2. 易引起药疹的药物。
3. 药疹的预防。
4. 药疹的鉴别诊断。

【应/试/考/题】

一、选择题

【A/型/题】

1. 变态反应性药疹的共性不包括　（　　）
   A. 病情的轻重与药物剂量无关
   B. 病情的轻重与药物的药理性质无关
   C. 糖皮质激素治疗有效
   D. 皮损有一定特异性
   E. 有一定的潜伏期

2. 青霉素引起的过敏性休克属于　（　　）
   A. Ⅰ型超敏反应　　B. Ⅱ型超敏反应
   C. Ⅲ型超敏反应　　D. Ⅳ型超敏反应
   E. 非变态反应

3. 下列关于药疹的描述，错误的是（　　）
   A. 有明确服药史
   B. 多经过一定潜伏期
   C. 临床表现多样，皮损出现有一定顺序，常先在面部出现，继而至颈部再到全身出现
   D. 多伴有瘙痒
   E. 病程有一定自限性

4. 患者首次接触的药物所致药疹的潜伏期是　　　　　　　　（　　）
   A. 1～7 天　　　　　　B. 2～3 天
   C. 4～16 天　　　　　 D. 4～20 天
   E. 7～20 天

5. 影响药物敏感性的个体因素不包括
（　　）

　　A. 遗传因素　　　B. 某些酶的缺陷

　　C. 机体病理状态　D. 性别因素

　　E. 机体生理状态

6. 下列疾病不属于药物的非变态反应
的是　　　　　　　　　（　　）

　　A. 阿司匹林所致荨麻疹

　　B. 长期服用激素至口腔念珠菌感染

　　C. 长期服用碘化物至痤疮样皮损

　　D. 长期服用砷剂所引起的皮炎

　　E. 服用卡马西平至皮肤出现大疱性表
　　　 皮松解坏死

7. 不常累及黏膜的药疹皮损是（　　）

　　A. 多形红斑型药疹

　　B. 固定型药疹

　　C. 大疱性表皮松解型药疹

　　D. 紫癜型药疹

　　E. 剥脱性皮炎型药疹

8. 下列关于固定型药疹的描述, 错误的是
（　　）

　　A. 皮损常单发, 偶可多发或全身分布

　　B. 每次发病常在同一部位

　　C. 典型皮损为圆形或椭圆形水肿性紫
　　　 红斑, 不会出现水疱

　　D. 发作次数越多, 皮损越红

　　E. 皮损好发于口腔和生殖器皮肤 – 黏
　　　 膜交界处, 也可见于身体其他部位

9. 药疹最严重的类型是　　　（　　）

　　A. 大疱性表皮松解型药疹

　　B. 多形红斑型药疹

　　C. 荨麻疹型药疹

　　D. 麻疹型药疹

　　E. 湿疹型药疹

10. 皮损表现为全身红斑肿胀, 似有渗出
结痂, 继而大片脱屑者属于　（　　）

　　A. 大疱性表皮松解型药疹

　　B. 多形红斑型药疹

　　C. 剥脱性皮炎型药疹

　　D. 麻疹型药疹

　　E. 湿疹型药疹

11. 重症药疹, 如大疱性表皮松解型药疹
的治疗不包括　　　　　（　　）

　　A. 足量糖皮质激素

　　B. 注意补液, 加强对皮肤及黏膜护理

　　C. 合并感染时加用抗生素治疗

　　D. 停用可疑致敏药物

　　E. 给予抗组胺药

12. 下列关于药疹的描述, 错误的是（　　）

　　A. 同一种药物在不同患者可引起不同
　　　 的皮疹

　　B. 不同的药物在同一患者引起的皮疹
　　　 均相同

　　C. 同一皮疹可由不同药物引起

　　D. 同一种药物在不同患者的不同时期
　　　 可引起不同的皮疹

　　E. 同一种药物在不同患者可引起相同
　　　 的皮疹

13. 检测药敏常用的皮肤试验不包括（　　）

　　A. 皮内试验　　　B. 划痕试验

　　C. 点刺试验　　　D. 药物激发试验

　　E. 斑贴试验

【B 型 题】

(14~16 题共用备选答案)

　　A. 固定型药疹

　　B. 荨麻疹型药疹

　　C. 多形红斑型药疹

D. 麻疹型药疹

E. 剥脱性皮炎型药疹

14. 全身弥漫性潮红、肿胀,以面部、手足为重,掌趾部呈手套或袜套样剥脱者属于　　　　　　　　　　（　　）

15. 皮损为水肿性红斑,边界清楚,边缘潮红,中心暗紫可有水疱,形如虹膜状者属于　　　　　　　　　　（　　）

16. 好发于皮肤 – 黏膜交界部位,每次发作几乎均在同一部位者属于　（　　）

（17 ~ 20 题共用备选答案）

　　A. Ⅰ型超敏反应　　B. Ⅱ型超敏反应

　　C. Ⅲ型超敏反应　　D. Ⅳ型超敏反应

　　E. 非变态反应

17. 剥脱性皮炎型药疹常属于　　　（　　）

18. 麻疹型药疹常属于　　　　　　（　　）

19. 阿司匹林所致荨麻疹属于　　　（　　）

20. 血管炎型药疹属于　　　　　　（　　）

（21 ~ 23 题共用备选答案）

　　A. 皮内试验　　　　B. 点刺试验

　　C. 斑贴试验　　　　D. 划破试验

　　E. 药物激发试验

21. 较为安全,对于湿疹型药疹有临床意义的是　　　　　　　　　　（　　）

22. 有一定危险性,禁止用于速发型超敏反应性药疹和重症药疹患者的是
　　　　　　　　　　　　　　　　（　　）

23. 准确度较高,适用于预测皮肤速发型超敏反应的是　　　　　　　（　　）

（24 ~ 26 题共用备选答案）

　　A. 皮疹好发于皮肤黏膜交界处

　　B. 手足手套或袜套样脱屑

　　C. 尼氏征阳性

　　D. 面部水肿

　　E. 双下肢紫癜

24. 剥脱性皮炎型药疹常有　　　　（　　）

25. 药物超敏反应综合征具有特征性的表现为　　　　　　　　　　（　　）

26. 大疱性表皮松解型药疹可出现（　　）

（27 ~ 29 题共用备选答案）

　　A. 药理作用　　　　B. 过量反应

　　C. 酶缺陷　　　　　D. 药物不良反应

　　E. 蓄积反应

27. 阿司匹林所致荨麻疹属于　　　（　　）

28. 砷剂所致皮炎属于　　　　　　（　　）

29. 苯妥英钠超敏反应综合征属于（　　）

【X 型题】

30. 药物激发超敏反应能力由多种因素决定,包括　　　　　　　　　（　　）

　　A. 药物的分子特性

　　B. 免疫遗传背景

　　C. 接受药物时的个体状况

　　D. 参与药物代谢的酶缺陷

　　E. 药物代谢的个体差异

31. 临床上最常见引起药疹的药物是
　　　　　　　　　　　　　　　　（　　）

　　A. 抗生素　　　　　B. 解热镇痛药

　　C. 中草药　　　　　D. 镇静催眠药

　　E. 维生素

32. 麻疹与麻疹型药疹的鉴别要点包括
　　　　　　　　　　　　　　　　（　　）

　　A. 发病前有无明确用药史

　　B. 有无 Koplik 斑

　　C. 皮损是否以躯干处为多

　　D. 是否有明显瘙痒

　　E. 出疹有无明显顺序

33. 重症药疹包括　　　　　　　　（　　）

　　A. Stevens – Johnson 综合征

B. 药物超敏反应综合征

C. 大疱表皮松解型药疹

D. 剥脱性皮炎型药疹

E. 急性泛发性发疹性脓疱病

34. 下列关于变态反应性药疹的描述,正确的是　　　　（　　）

A. 有一定潜伏期

B. 皮疹主要是由药物的药理作用引起

C. 可出现交叉过敏

D. 只发生于少数对药物过敏的服药者

E. 药物使已存在皮肤病激发

35. 大疱性表皮松解型药疹的临床表现包括　　　　（　　）

A. 常由磺胺类药、解热镇痛药、抗生素、巴比妥类药引起

B. 初起似麻疹型或猩红热型药疹,以后迅速发展为弥漫性红斑,上可出现水疱,尼氏征阳性

C. 全身出现大量脱屑,掌跖部呈手套或袜套状剥脱

D. 可伴有内脏损害,全身中毒症状较重,易继发感染

E. 皮损呈烫伤样外观

36. 使用前应做皮试以减少药疹发生的药物有　　　　（　　）

A. 青霉素　　　　B. 地塞米松

C. 阿奇霉素　　　D. 普鲁卡因

E. 血清制品

37. 重症药疹治疗措施包括　　（　　）

A. 及早使用足量糖皮质激素

B. 防治继发感染

C. 加强支持疗法

D. 加强护理和外用药物治疗

E. 血浆置换

38. 痤疮型药疹是由于长期服用　（　　）

A. 抗生素　　　　B. 激素

C. 碘化钾　　　　D. 避孕药

E. 溴剂

二、名词解释

1. drug eruption

2. drug hypersensitivity syndrome

三、填空题

1. 药疹的发病机制可分为_____和_____。

2. 由药物引起的_____统称为药物反应或不良反应。

3. 可累及黏膜的药疹是_____、_____、_____和_____。

4. 固定药疹的皮疹多见于_____,手足背及躯干亦可发生。

5. 临床上将病情严重,死亡率较高的_____、_____、_____和_____称为重型药疹。

6. 光感性药疹可分为_____和_____。

7. 根据_____和_____及各型药疹的典型皮损进行临床诊断。

四、简答题

1. 简述药疹的诊断要点。

2. 简述药物超敏反应综合征的诊断标准。

五、论述题

试述药疹的预防。

六、病例分析题

患儿,女,10 岁。因"面、躯干及四肢皮疹伴痒痛 10 天"入院。患者 5 岁时在院外诊断为"癫痫"。20 天前因癫痫症状发作频繁换用卡马西平、苯巴妥治疗,10 天

前面部、躯干开始出现丘疹,面、颈部、躯干及四肢皮肤出现散在片状红斑,部分红斑上出现水疱,伴瘙痒、发热,体温最高时达39℃。当地医院考虑为"麻疹",予对症支持治疗后,皮疹面积逐渐增大。6天前无明显诱因出现眼睑充血畏光及分泌物,同时口腔出现糜烂及渗出,影响进食,为求明确诊治,遂至我院。既往有"癫痫"病史5年,无肝炎病史,无药物过敏史。查体:T 38.5℃,急性重病容,下颌可扪及肿大淋巴结,眼结膜充血,可见较多黄色分泌物。心、肺、腹部未见异常。专科检查:面、躯干、四肢见大片状红斑,部分红斑上出现水疱、大疱,部分水疱破溃后见糜烂及渗出,四肢可见靶形损害,口腔黏膜见糜烂、脓性分泌物及血痂。

问题:

1. 请做出诊断并给出诊断依据。
2. 试述治疗原则。

【参|考|答|案】

一、选择题

【A 型题】

1. D	2. A	3. C	4. D	5. D
6. E	7. D	8. C	9. A	10. C
11. E	12. B	13. D		

【B 型题】

14. E	15. C	16. A	17. D	18. D
19. E	20. C	21. C	22. E	23. A
24. B	25. D	26. C	27. D	28. E
29. C				

【X 型题】

30. ABCE	31. ABCD	32. ABCDE
33. ABCD	34. ACD	35. ABDE
36. ADE	37. ABCDE	38. BCDE

1. D【解析】变态反应性药疹皮损无特异性,形态各种各样,同种药物致敏同一患者在不同时期可发生不同类型的药疹。

3. C【解析】药疹发病无明显顺序,这是与风疹、麻疹的鉴别要点之一。

7. D【解析】紫癜型药疹好发于双下肢,严重者累及躯干四肢,两侧对称,一般不累及黏膜。

8. C【解析】固定型药疹皮损重者红斑上可出现水疱或大疱,黏膜皱褶处易糜烂渗出。

12. B【解析】同一患者可由多种不同药物引起不同类型药疹,而不是引起一种皮疹。

13. D【解析】致敏药物检测可分为体内试验和体外试验,体内试验分为皮肤试验和药物激发试验。除D项外其他几项均属于皮肤试验。

32. ABCDE【解析】麻疹型药疹是由药物过敏所致,有明确服药史及剧烈瘙痒,且皮损以躯干部位为多;麻疹是病毒感染引起,可于口腔黏膜处见Koplik斑,皮损出现有一定顺序,多为耳后、面部、躯干、四肢,累及全身后皮损变淡消退,可有脱屑。

33. ABCD【解析】重症药疹包括:多型红斑型、大疱性表皮松解型、剥脱性皮炎型、药物超敏反应综合征。

35. ABDE【解析】全身出现大量脱屑,掌跖部呈手套或袜套状剥脱是剥脱性皮炎型药疹的临床表现。

37. ABCDE【解析】重症药疹的治疗措施包括:及早足量使用糖皮质激素、防治继发感染、加强支持疗法、加强护理及外用药物治疗、静脉注射人血丙种免疫球蛋白、血浆置换等。

38. BCDE【解析】引起痤疮型药疹的药物有激素、碘剂、溴剂及避孕药。

二、名词解释

1. 药疹:指药物通过口服、注射、吸入、栓剂使用、灌肠或外用药吸收等途径进入机体后引起的皮肤黏膜炎症反应。

2. 药物超敏反应综合征:伴发嗜酸性粒细胞增多及系统症状的药疹,或者称为药物引起的迟发性多器官超敏综合征,是一种具有发热、皮疹及内脏受累三联征的急性严重性药物不良反应。

三、填空题

1. 变态反应　非变态反应

2. 非治疗性反应

3. 固定型药疹　多形红斑型药疹　大疱性表皮松解型药疹　剥脱性皮炎型药疹

4. 皮肤 - 黏膜交界处

5. 重症多形红斑型药疹　大疱性表皮松解型药疹　剥脱性皮炎型药疹　药物超敏反应综合征

6. 光毒反应性药疹　光变态反应性药疹

7. 服药史　潜伏期

四、简答题

1. 简述药疹的诊断要点。

答 ①明确的服药史,有一定的潜伏期;②皮疹突然发生,多对称分布,很快遍布全身 ,符合药疹的临床皮损表现;③排除具有类似皮损的其他皮肤病及发疹性传染病。

2. 简述药物超敏反应综合征的诊断标准。

答 典型者具备以下 7 项,不典型者具备以下 5 项。

(1)明确的服药史,出现皮损(服药 3 周后出现)。

(2)停用致敏药物 ≥ 2 周,临床症状不愈。

(3)高热。

(4)肝、肾功能异常。

(5)血常规异常:嗜酸性粒细胞 $> 1.5 \times 10^9/L$;异形淋巴细胞阳性($> 5\%$);白细胞计数 $> 11 \times 10^9/L$。

(6)浅表淋巴结肿大。

(7)HHV - 6 再激活。

五、论述题

试述药疹的预防。

答 (1)重视药物过敏史:①用药前询问药物过敏史(查看药物过敏记录卡),避免使用过敏药物以及结构类似的药物。②将已知过敏药物按要求记入病历和药物过敏记录卡。③嘱患者及其家属牢记过敏药物,每次就诊及时告知医师。

(2)药物皮试:①皮试阳性禁用该药(青霉素、血清制品、普鲁卡因等药物)。②皮试前应备好急救药品、设备。

(3)药物使用:①避免药物滥用,减少使用药物品种。②采取安全给药途径。③对于过敏体质患者选择致敏性低的药物。④注意复方制剂中已知过敏药物。

（4）关注患者用药后症状：重视药疹早期症状鉴别，应密切观察患者症状，一旦出现疑为药疹的症状，及时停药、妥善处理。

六、病例分析题

1. 请做出诊断并给出诊断依据。

答　（1）诊断：重型多形红斑型药疹。

（2）诊断依据：①明确用药史（如卡马西平、苯巴比妥）；②有一定潜伏期（10天）；③典型皮损表现（大片状红斑，部分红斑上出现水疱、大疱，部分水疱破溃后见糜烂及渗出，四肢可见靶形损害，口腔黏膜见糜烂、脓性分泌物及血痂）。

2. 试述治疗原则。

答　①停用致敏药物；加快药物排泄。②及早足量使用激素，给予地塞米松10～20mg/日，静脉滴注，或者甲泼尼龙60～80mg/日，静脉滴注。③防治继发感染。④支持治疗。⑤加强护理及外用药物治疗。⑥必要时采用血浆置换或静脉注射人血丙种免疫球蛋白。

（申小平）

第17章　物理性皮肤病

【学/习/要/点】

一、掌握

1. 光毒性反应和光超敏反应的定义与鉴别。
2. 日光性皮肤病的分类、临床表现。
3. 痱子、冻疮、鸡眼和胼胝的病因、发病机制、临床表现及治疗。

二、熟悉

1. 夏季皮炎的病因和临床表现。
2. 放射性皮炎的病因和临床表现。

【应/试/考/题】

一、选择题

【A/型/题】

1. 引起光敏性皮肤病的主要作用光谱是
　　　　　　　　　　　　　（　　）
　A. UVB 和 UVA
　B. UVC 和 UVB
　C. UVC 和 UVA
　D. 可见光
　E. 红外线

2. 照射部位出现境界清楚的红斑水肿，呈鲜红色，有灼痛、刺痛感及暂时性脱毛。这种放射性皮炎的损害应属于　（　　）
　A. Ⅰ度　　　　　B. Ⅱ度
　C. Ⅲ度　　　　　D. Ⅳ度
　E. Ⅴ度

3. 下列关于夏季皮炎的描述，正确的是
　　　　　　　　　　　　　（　　）
　A. 自觉症状不重
　B. 皮损为红斑、丘疹、血痂、抓痕等
　C. 四肢伸侧对称分布
　D. 渗出明显
　E. 与气温关系不明显

4. 下列关于多形性日光疹的描述，正确的是　　　　　　　　　　（　　）
　A. 于日晒后 2~6 小时出现皮损
　B. 秋冬加重
　C. 日光所致的迟发型超敏反应性皮肤病
　D. 女性少见
　E. 亦称晒斑

5. 中波紫外线只能达到表皮的　（　　）
　　A. 颗粒层　　　　　B. 棘层
　　C. 颗粒层下　　　　D. 角质层
　　E. 基底层

6. 多形性日光疹是由于日光诱发所致，
　　属于　　　　　　　　（　　）
　　A. Ⅰ型超敏反应　　B. Ⅱ型超敏反应
　　C. Ⅲ型超敏反应　　D. Ⅳ型超敏反应
　　E. Ⅴ型超敏反应

7. 治疗多形性日光疹的药物不包括（　　）
　　A. 烟酰胺　　　　　B. 糖皮质激素
　　C. β-胡萝卜素　　D. 维生素A
　　E. 硫唑嘌呤

8. 可出现全身症状的是　　　（　　）
　　A. 晶形粟粒疹　　　B. 红色粟粒疹
　　C. 脓疱性粟粒疹　　D. 深部粟粒疹
　　E. 黄色粟粒疹

9. 与寒冷相关的皮肤病是　　（　　）
　　A. 湿疹　　　　　　B. 日光疹
　　C. 脂溢性皮炎　　　D. 冻疮
　　E. 鸡眼

10. 冻疮的临床表现不包括　　（　　）
　　A. 易发于初冬、早春季节
　　B. 皮损呈局限性
　　C. 紫红斑块或结节
　　D. 瘙痒感
　　E. 好发于躯干部

11. 与冻疮发病关系最为密切的机体因
　　素是　　　　　　　　（　　）
　　A. 末梢血液循环差
　　B. 缺乏运动
　　C. 营养不良
　　D. 鞋袜过紧
　　E. 贫血

12. 与鸡眼、胼胝的发病有直接关系的是
　　　　　　　　　　　　（　　）
　　A. 真菌感染　　　　B. 细菌感染
　　C. 压迫与摩擦　　　D. 外伤
　　E. 汗多

13. 鸡眼的皮损为　　　　　（　　）
　　A. 角质栓　　　　　B. 丘疹
　　C. 红斑　　　　　　D. 疤疹
　　E. 水疱

14. 胼胝的临床表现是　　　（　　）
　　A. 针头大小密集丘疹
　　B. 角质性斑块，扁平或稍隆起
　　C. 质地柔软
　　D. 自觉瘙痒
　　E. 局部汗多

15. 不由电离辐射引起的疾病有　（　　）
　　A. 皮肤肿瘤
　　B. 放射性皮炎
　　C. 日光性皮肤病
　　D. 放射性烧伤
　　E. 白细胞减少

16. 易发生癌变的急性放射性皮炎是（　　）
　　A. Ⅰ度　　　　　　B. Ⅱ度
　　C. Ⅲ度　　　　　　D. Ⅳ度
　　E. Ⅴ度

17. 慢性放射性皮炎一般不会出现的症状
　　是　　　　　　　　　（　　）
　　A. 毛发脱落
　　B. 皮肤干燥
　　C. 甲出现条纹、变脆、脱落
　　D. 色素沉着
　　E. 色素脱失

【B 型题】

(18~21 题共用备选答案)
　　A. 日晒伤
　　B. 多形性日光疹
　　C. 夏季皮炎
　　D. 痱子
　　E. 急性放射性皮炎

18. 一种日光诱发的迟发型变态反应性皮
　　肤病为　　　　　　　（　　）

19. 与夏季的气候条件有明显关系的皮肤病为 （　　）

20. 由于强烈日光照射局部出现的急性光毒性皮炎为 （　　）

21. 在高温、潮湿环境下引起的丘疹、水疱性皮肤病为 （　　）

（22～25题共用备选答案）

A. 由汗液在角质层或以下汗管溢出引起

B. 由汗液在棘层处汗管处溢出引起

C. 由汗液在表皮－真皮交界处汗管破裂溢出引起

D. 多由红痱发展而来

E. 由长期压迫和摩擦引起

22. 白痱 （　　）

23. 脓痱 （　　）

24. 红痱 （　　）

25. 深痱 （　　）

【X／型／题】

26. 白痱的临床特点包括 （　　）

A. 主要发生在热带地区

B. 没有瘙痒

C. 多见于大量出汗患者

D. 可发展成为红痱

E. 躯干多见

27. 冻疮的诊断要点是 （　　）

A. 有受冻和冬季复发史

B. 皮损为紫红色水肿性红斑或大疱、溃疡

C. 各年龄组均可发生

D. 麻、痛,遇热则痒

E. 多形红斑样损害

28. 日晒伤的发病机制有 （　　）

A. 真皮血管扩张

B. 组织水肿

C. 皮肤发生光生物化学反应

D. 黑色素合成加快

E. 汗液外渗周围组织

二、名词解释

1. sunburn

2. photoallergy

3. pernio

4. polymorphous sun light eruption

三、填空题

1. 日光引起的皮肤病可分为_____、_____和_____。

2. 依据汗管损伤和汗液溢出部位不同,痱子可分为_____、_____、_____和_____。

3. 日晒伤的治疗以_____、_____和_____为原则。夏季皮炎治疗以_____为主要原则。

四、简答题

1. 简述光毒性反应与光超敏反应的鉴别。

2. 简述痱子的临床特点。

【参／考／答／案】

一、选择题

【A 型题】

1. A　　2. A　　3. B　　4. C　　5. E

6. D　　7. D　　8. D　　9. D　　10. E

11. A　　12. C　　13. A　　14. B　　15. C

16. C　　17. E

【B型题】

18. B　19. C　20. A　21. D　22. A
23. D　24. B　25. C

【X型题】

26. BCE　　27. ABDE　　28. ABCD

1. A【解析】引起皮肤病的主要是紫外线，紫外线分为短波紫外线（UVC）、中波紫外线（UVB）和长波紫外线（UVA），其中 UVC 全部被大气臭氧层吸收，不能到达地球表面，UVA 和 UVB 是引起光敏性皮肤病的主要作用光谱。

3. B【解析】夏季皮炎多累及四肢屈侧和躯干，呈对称性分布。初起为红斑、丘疹，自觉剧痒，搔抓后可出现抓痕、血痂，无糜烂、渗出，与气温关系明显，由高温引起，天气凉爽很快消退。

4. C【解析】多形性日光疹多于数日后出现皮损，春夏加重，好发于中青年女性。日晒伤亦称"晒斑"。

5. E【解析】UVB 只能到达表皮的基底层，UVA 可到达真皮浅层。

6. D【解析】多形性日光疹是由日光诱发的迟发型超敏反应介导的皮肤病，迟发型超敏反应为Ⅳ型超敏反应。

8. D【解析】深部粟粒疹即深痱，皮损泛发

时可出现头痛、发热、头晕等全身症状。

10. E【解析】冻疮好发于肢端及暴露部位。

16. C【解析】急性Ⅲ度放射性皮炎溃疡和瘢痕部位易发生癌变。

二、名词解释

1. 日晒伤：又称日光性皮炎，是由于日光暴晒后皮肤接受了超过耐受量的中波紫外线而引起的急性皮肤光毒性反应。

2. 光超敏反应：发生在少数过敏体质的人群中，当体内存有一定数量光敏物质时，经紫外线照射后形成光化合物，并与体内大分子结合形成完全抗原，刺激机体产生抗体或使淋巴细胞致敏，发生皮肤迟发型超敏反应。

3. 冻疮：机体受到寒冷侵袭后，发生在末梢部位的局限性、淤血性、红斑炎症性疾病。

4. 多形性日光疹：一种特发性、间歇性反复发作、以多形皮损为特征的光感性皮肤病。

三、填空题

1. 日晒伤　光毒性反应　光超敏反应
2. 白痱　红痱　脓痱　深痱
3. 消炎　安抚　止痛　通风降温

四、简答题

1. 简述光毒性反应与光超敏反应的鉴别。

答 见下表。

光毒性反应与光超敏反应的鉴别要点

	光毒性反应	光超敏反应
发病人群	任何个体均可发生	少数过敏体质人群
潜伏期	无潜伏期，首次接触日照光即可发生	有潜伏期，需再次接触日照光后发生
皮损特点	日晒伤症状（境界清楚的弥漫性红斑）	呈多形性（丘疹、丘疱疹、水肿性红斑）
发病部位	局限于日晒部位	不局限于日晒部位

（续表）

	光毒性反应	光超敏反应
病程	发病急,病程短	病程长,可长期、反复发作
被动转移试验	（-）	（+）
光敏剂	接触光感物质浓度高,需强光照射;不发生化学反应	接触光感物质浓度低,弱光即可诱发;发生化学反应

2. 简述痱子的临床特点。

答　见下表。

痱子的临床特点

	发病机制	好发部位	皮损特点	好发人群
白痱（晶形粟粒疹）	汗液在角质层或角质层下汗管溢出所致	颈、躯干部	皮损为针尖大小透明水疱,壁薄易破,疱液清,无红晕,常成批出现,多于1~2日内吸收,有轻度脱屑,自觉症状轻微	高热,体质虚弱,长期卧床、大量出汗的患者
红痱（红色粟粒疹）	汗液在表皮螺旋形的汗管处溢出所致	颈胸背、腋窝、肘窝、乳房下及婴幼儿头面及臀部	皮损为针帽大小的丘疹或丘疱疹,有轻度红晕,常成批对称出现,伴有轻度烧灼感及刺痒 少数可继发毛囊炎等	幼儿、家庭妇女、高温作业者
脓痱（脓疱性粟粒疹）	多由红痱发展而来	皮肤皱襞处,小儿头颈部	为针头大浅脓疱或脓性丘疱疹 细菌培养常为无菌性或非致病性球菌	——
深痱（深部粟粒疹）	汗液在表皮-真皮交界处汗管破裂溢出,表皮汗管常被反复发作的红痱破坏使汗液阻塞在真皮内所致	颈、躯干部	为密集的、与汗孔一致的非炎性丘疱疹,出汗时皮疹增大 因全身汗腺导管堵塞可致出汗不畅或无汗 当皮损累及头面部时,可出现中暑症状(头痛、头晕、发热乃至虚脱)	热带反复发生红痱的患者

（周　芮）

第18章　瘙痒性皮肤病

【学/习/要/点】

一、掌握

1. 瘙痒症的临床表现、诊断、鉴别诊断、预防和治疗。
2. 慢性单纯性苔藓的临床表现和治疗。
3. 痒疹的临床表现和治疗。

二、熟悉

1. 慢性单纯性苔藓的诊断和鉴别诊断。
2. 痒疹的诊断、鉴别诊断及痒疹的预防。
3. 妊娠性瘙痒症的定义、好发期和实验室检查。

【应/试/考/题】

一、选择题

【A/型/题】

1. 不会出现全身性瘙痒的系统性疾病是
　　　　　　　　　　　　　　（　　）
　　A. 冠心病
　　B. 甲状腺功能亢进症
　　C. 糖尿病
　　D. 阻塞性黄疸
　　E. 尿毒症

2. 全身性瘙痒症最常见的病因是　（　　）
　　A. 气候改变　　　　B. 皮肤干燥
　　C. 衣物刺激　　　　D. 局部多汗
　　E. 摩擦

3. 神经性皮炎（慢性单纯性苔藓）典型皮损为　　　　　　　　　　　（　　）
　　A. 大而圆扁平丘疹
　　B. 风团样丘疹
　　C. 圆形丘疱疹
　　D. 对称性斑丘疹
　　E. 苔藓化扁平丘疹

4. 静脉封闭疗法的作用是　　　（　　）
　　A. 阻断神经传导的恶性刺激
　　B. 防止血管硬化
　　C. 皮肤创面收敛作用
　　D. 抗组胺作用
　　E. 促进血循环

5. 局限性神经性皮炎最好发于　（　）
　　A. 睑缘　　　　　B. 唇红
　　C. 颈两侧　　　　D. 甲周
　　E. 掌跖部

6. 下列仅有继发改变而无原发性皮损的疾病是　（　）
　　A. 夏季皮炎
　　B. 慢性单纯性苔藓
　　C. 湿疹
　　D. 痒疹
　　E. 瘙痒症

7. 妊娠性瘙痒症的特点是　（　）
　　A. 瘙痒为局限性
　　B. 瘙痒为弥漫性
　　C. 可引起孕妇死亡
　　D. 对胎儿无影响
　　E. 转氨酶异常

8. 患者，男，70岁。入冬来全身瘙痒，皮肤干燥，未见原发疹，有散在抓痕、血痂。首先考虑诊断为　（　）
　　A. 疥疮　　　　　B. 体癣
　　C. 脂溢性皮炎　　D. 冬季瘙痒症
　　E. 接触性皮炎

9. 神经性皮炎的临床表现不包括　（　）
　　A. 皮疹为苔藓样变，有扁平丘疹
　　B. 慢性经过，不复发
　　C. 剧痒
　　D. 好发于易受摩擦的部位
　　E. 无渗出倾向

10. 慢性单纯性苔藓的主要诱因是（　）
　　A. 局部刺激
　　B. 妊娠
　　C. 胃肠道功能障碍
　　D. 搔抓及慢性摩擦
　　E. 饮食不当

11. 急性单纯性痒疹的皮损特点是（　）
　　A. 红色融合成片
　　B. 红色风团样丘疹

C. 多角形扁平丘疹
D. 红色弥漫点状
E. 苔藓化扁平丘疹

12. 急性单纯性痒疹好发于　（　）
　　A. 躯干四肢
　　B. 腋下、腹股沟
　　C. 腰背、腹、臀和小腿等部位
　　D. 头面部
　　E. 颈部及上眼睑

13. 结节性痒疹的好发部位是　（　）
　　A. 头面部
　　B. 颈部及眼睑
　　C. 腰背部、臀
　　D. 小腿伸侧
　　E. 腹部及腹股沟

14. 结节性痒疹皮损初起的特点为（　）
　　A. 肤色质硬丘疹
　　B. 绿豆大小风团样丘疹
　　C. 苔藓化扁平丘疹
　　D. 水肿性红色坚实丘疹
　　E. 多发性坚实丘疹

15. 瘙痒症的临床表现不包括　（　）
　　A. 瘙痒
　　B. 刺痛
　　C. 烧灼感
　　D. 蚁行感
　　E. 症状与饮酒、情绪波动等有关

【B 型 题】

（16～19题共用备选答案）
　　A. 主观瘙痒，全身布抓痕、血痂，部分呈苔藓化
　　B. 散在或小片密集扁平丘疹
　　C. 多因皮脂腺功能减退及皮脂分泌减少等诱发
　　D. 夜间脱衣睡觉时加重
　　E. 出汗时症状加剧

16. 老年性瘙痒症临床特点为 （　　）

17. 全身性瘙痒症临床特点为 （　　）

18. 冬季瘙痒症临床特点为 （　　）

19. 夏季瘙痒症临床特点为 （　　）

（20~22题共用备选答案）

  A. 针头至米粒大小的多角形扁平丘疹

  B. 小米至绿豆大小的多发性坚实丘疹

  C. 绿豆大小风团样丘疹

  D. 豌豆大小半球状坚实结节

  E. 多角形紫红色扁平丘疹

20. 小儿痒疹的基本皮损是 （　　）

21. 成人痒疹的基本皮损是 （　　）

22. 结节性痒疹的基本皮损是 （　　）

【X/型/题】

23. 瘙痒症的特点包括 （　　）

  A. 弥漫性全身皮肤红肿

  B. 无原发性皮损

  C. 可表现为全身性和局限性

  D. 日久可呈湿疹样和苔藓样变

  E. 可继发皮肤感染

24. 神经性皮炎需与之进行鉴别诊断的疾病包括 （　　）

  A. 特应性皮炎

  B. 慢性湿疹

  C. 扁平苔藓

  D. 局限性皮肤淀粉样病

  E. 多形红斑

25. 治疗神经性皮炎的外用药物包括（　　）

  A. 癣净

  B. 神经性皮炎酊

  C. 止痒酊

  D. 足癣粉

  E. 5%硫黄煤焦油软膏

26. 下列关于神经性皮炎的描述，正确的是 （　　）

  A. 同形反应阳性

  B. 剧烈的瘙痒

  C. 多发于中年以后

  D. 常常湿润

  E. 好发于颈项部位

27. 局限性瘙痒症多见于 （　　）

  A. 女性会阴部　　　B. 头皮

  C. 肛门　　　　　　D. 阴囊

  E. 躯干

28. 痒疹的特征性特点是 （　　）

  A. 风团样丘疹　　　B. 结节

  C. 蚁行感　　　　　D. 奇痒

  E. 苔藓样变

29. 多对称分布的皮肤病有 （　　）

  A. 冻疮

  B. 药疹

  C. 急性湿疹

  D. 播散性神经性皮炎

  E. 夏季皮炎

30. 有剧痒症状的皮肤病包括 （　　）

  A. 瘙痒症　　　　　B. 结节性痒疹

  C. 扁平苔藓　　　　D. 神经性皮炎

  E. 疥疮

二、名词解释

1. pruritus

2. neurodermatitis

3. prurigo nodularis

三、填空题

1. 瘙痒症可分为_____、_____两种。

2. 慢性单纯性苔藓可分为_____、_____两种。

3. 慢性单纯性苔藓病程中形成的_____恶性循环可造成本病发展并导致皮肤苔藓样变。

4. 瘙痒症指临床上仅有_____而无_____的皮肤病。

5. 结节性痒疹、神经性皮炎和瘙痒症的共

同皮损是局部出现 _____ 和 _____，共同症状是 _____。

四、简答题

1. 简述慢性单纯性苔藓的典型皮损及好发部位。

2. 简述慢性单纯性苔藓的治疗。

五、论述题

试述慢性单纯性苔藓和慢性湿疹的鉴别诊断。

【参 / 考 / 答 / 案】

一、选择题

【A 型题】

1. A	2. B	3. E	4. A	5. C
6. E	7. B	8. D	9. B	10. D
11. B	12. C	13. D	14. D	15. B

【B 型题】

16. C	17. A	18. D	19. E	20. C
21. B	22. D			

【X 型题】

23. BCDE	24. ABCD	25. BCE
26. BCE	27. ABCD	28. ABD
29. BCDE	30. ABDE	

7. B【解析】妊娠性瘙痒症瘙痒为弥漫性，一般不引起孕妇死亡，可导致早产、胎儿窘迫、死胎，转氨酶正常。

8. D【解析】冬季瘙痒症无原发疹，由寒冷诱发，多发于秋季及冬季气温急剧变化时，常伴皮肤干燥。

9. B【解析】神经性皮炎呈慢性病程，常年不愈或反复发作。

15. B【解析】瘙痒症可有瘙痒、皮肤干燥，多与性情急躁、饮酒及情绪波动有关，且会有灼热感，但不会引起刺痛。

24. ABCD【解析】多形红斑与神经性皮炎损差异大，一般不需要进行鉴别诊断。

25. BCE【解析】神经性皮炎治疗药物有止痒剂、焦油类或糖皮质激素等。

27. ABCD【解析】局限性瘙痒症好发于外阴、肛周、小腿和头皮。

二、名词解释

1. 瘙痒症：一种仅有皮肤瘙痒而无原发性皮损的皮肤病。

2. 神经性皮炎：又名慢性单纯性苔藓，是一种皮肤功能障碍性、慢性炎症性皮肤病，特征为皮肤苔藓样变及阵发性剧痒。

3. 结节性痒疹：一种好发于四肢伸侧，伴有剧痒的结节性损害的皮肤病，又称疣状固定性荨麻疹、结节性苔藓。

三、填空题

1. 全身性　局限性
2. 局限性　播散性
3. 瘙痒 – 搔抓 – 瘙痒
4. 瘙痒症状　原发性皮肤损害
5. 苔藓样变　色素沉着　剧烈瘙痒

四、简答题

1. 简述慢性单纯性苔藓的典型皮损及好发部位。

答 （1）典型皮损：神经性皮炎表现为局部皮肤阵发性瘙痒，皮损初起为成群粟粒至米粒大小的扁平丘疹,圆形或多角形,渐融合成境界清楚的损害,呈皮纹加深、皮嵴隆起的苔藓样变,淡红、褐黄色或正常肤色,表面光滑或有不易刮除的鳞屑,伴有抓痕、血痂及色素沉着。

(2)好发部位:小腿、腕、踝、颈后侧、肘部、腰骶、眼睑、外耳、会阴等部位。

2. 简述慢性单纯性苔藓的治疗。

答 (1)避免搔抓、摩擦等各种刺激。

(2)根据皮损类型、部位选择各种皮质类固醇乳剂、焦油类和各种止痒剂外用。

(3)皮损广泛者可选用药浴、矿泉浴、紫外线治疗等。

(4)系统药物治疗可口服抗组胺药、钙剂、维生素 C,配合谷维素、维生素 B_1、维生素 B_{12} 等。影响睡眠者——于睡前加服镇静安眠类(地西泮或多塞平);严重者——普鲁卡因静脉封闭。皮损泛发者——口服雷公藤多苷片。

五、论述题

试述慢性单纯性苔藓和慢性湿疹的鉴别诊断。

答 见下表。

慢性单纯性苔藓和慢性湿疹的鉴别诊断

	慢性单纯性苔藓	慢性湿疹
病史	初期瘙痒为主,搔抓后呈苔藓样变	可一开始就表现为慢性化;可由急性、亚急性湿疹演变而来,急性期先有皮损后有痒感
病因	神经精神因素为主	复杂多样
好发部位	颈部、骶尾、四肢、躯干、头面	任何部位
皮损特点	苔藓化扁平丘疹	皮肤浸润性暗红斑上有丘疹、抓痕及鳞屑,局部皮肤肥厚、表面粗糙,有不同程度的苔藓样变、色素沉着或色素减退
病程演变	慢性病程,反复发作;无渗出史	慢性病程经过,可急性发作;有渗出史

(龙启忠)

第 19 章　红斑丘疹鳞屑性皮肤病

【学/习/要/点】

一、掌握

银屑病、玫瑰糠疹、多形红斑、扁平苔藓的临床表现及治疗。

二、熟悉

银屑病、玫瑰糠疹、多形红斑、扁平苔藓的病因及鉴别诊断。

【应/试/考/题】

一、选择题

【A/型/题】

1. 寻常型银屑病最常见的原发损害是　　　（　　）
   A. 丘疹及斑块　　　B. 结节
   C. 脓疱　　　　　　D. 瘀斑
   E. 风团

2. 玫瑰糠疹发病多见于　　　　（　　）
   A. 冬季　　　　　　B. 夏季
   C. 春秋季　　　　　D. 与季节无关
   E. 全年

3. 银屑病新发疹多，皮疹鲜红色，鳞屑厚，机械刺激后发生新疹。此期的皮疹处于　　　　　（　　）
   A. 传染期　　　　　B. 退行期
   C. 复发期　　　　　D. 进行期
   E. 静止期

4. 下列关于银屑病流行病学特点的描述，正确的是　　　　　　　（　　）
   A. 本病发病率无地域和人群差异
   B. 患者多为老年
   C. 女性患者明显多于男性
   D. 多数患者冬季病情明显加重，夏季缓解
   E. 没有遗传因素

5. 玫瑰糠疹症状不包括　　　（　　）
   A. 母斑（先驱斑）
   B. 尼氏征阳性
   C. 小片圆形椭圆形淡红色鳞屑斑
   D. 皮疹主要分布于躯干及四肢近端
   E. 椭圆形皮疹，长径多与皮纹走向一致

6. 免疫抑制剂（皮质类固醇激素外）除可用于系统性红斑狼疮和皮肌炎外，也可考虑用于治疗　　　（　　）
   A. 带状疱疹　　　　B. 盘状红斑狼疮
   C. 红皮型银屑病　　D. 播散性湿疹
   E. 念珠菌感染

7.寻常型银屑病的外用药除糖皮质激素外,多选用　　　　　(　　)
　　A.抗生素软膏　　B.角质松解剂
　　C.收敛剂　　　　D.保护剂
　　E.角质促成剂

8.银屑病是　　　　　　　　　(　　)
　　A.真菌性皮肤病　　B.细菌性皮肤病
　　C.性病　　　　　　D.原因未明皮肤病
　　E.病毒性皮肤病

9.患者,男,40岁。四肢伸侧、头皮发生红丘疹及斑块,厚白鳞屑,抓后点状出血。伴右肘关节肿痛,关节呈梭形,活动受限。过去无关节炎及心脏病史。首先考虑诊断为　　　　　(　　)
　　A.风湿性关节炎　　B.类风湿性关节炎
　　C.银屑病性关节炎 D.痛风
　　E.系统性硬皮病

10.根据临床类型分类,不属于多形红斑的是　　　　　　(　　)
　　A.红斑－丘疹型
　　B.水疱－大疱型
　　C.重症型
　　D.紫癜－风团型
　　E.Stevens－Johnson综合征

11.寻常型银屑病的组织病理学表现不包括　　　　　　　(　　)
　　A.角化过度　　B.角化不全
　　C.Kogoj微脓肿　D.Munro微脓肿
　　E.棘层增厚

12.不会导致秃发的疾病是　　(　　)
　　A.红皮病　　　B.扁平苔藓
　　C.黄癣　　　　D.疖肿
　　E.玫瑰糠疹

13.下列关于玫瑰糠疹临床表现的描述,错误的是　　　　　(　　)
　　A.病程一般为1~2个月,有自限性

　　B.皮损长轴与皮纹垂直
　　C.一般先出新母斑,再出子斑
　　D.典型皮损为玫瑰色淡红斑,表面覆有细薄鳞屑
　　E.病因不明,现认为与病毒感染有关

14.多形红斑不会出现的皮损类型有(　　)
　　A.红斑　　　B.斑丘疹
　　C.水痘　　　D.紫癜
　　E.糜烂

15.多形红斑组织病理学表现不包括(　　)
　　A.基底细胞液化变性
　　B.角质形成细胞坏死
　　C.真皮上部血管收缩
　　D.血管周围淋巴细胞浸润
　　E.表皮下水疱形成

16.关节型银屑病可累及的关节不包括　　　　　　　　　(　　)
　　A.肘膝关节　　　B.指趾关节
　　C.骶髂关节　　　D.下颌关节
　　E.脊椎关节

17.多形红斑外用药物的治疗原则不包括　　　　　　　　(　　)
　　A.消炎　　　　B.止痒
　　C.预防感染　　D.干燥
　　E.收敛

18.头皮银屑病与头癣的鉴别要点是(　　)
　　A.鳞屑性红斑
　　B.伴有身体其他部位皮损
　　C.自觉症状
　　D.细菌学检查
　　E.断发

19.局限性脓疱型银屑病皮损分布于(　　)
　　A.头皮　　　B.掌跖
　　C.躯干　　　D.四肢
　　E.腋下

【B/型/题】

(20~21 题共用备选答案)

A. 寻常型银屑病

B. 蝶形红斑

C. 母斑

D. 脓疱型银屑病

E. 多形性红斑

20. 患者,男,42 岁。3 天前,两手背、耳轮开始发生散在黄豆至豌豆大水肿性红斑,上有水疱或大疱,有的中央色暗红,并形成圆环形,微痒灼痛。无服药史。首先考虑诊断为　　(　　)

21. 患者,女,30 岁。双手、足心可见对称性红斑上成群淡黄色针头至粟粒大小脓疱。反复发作 5 年。掌部初发于大小鱼际,后渐扩展至掌心。部分脓疱已经干涸、结痂及脱屑,鳞屑下反复出现成群新疱。首先考虑诊断为(　　)

(22~24 题共用备选答案)

A. 玫瑰糠疹　　B. 白色糠疹

C. 银屑病　　　D. 多形红斑

E. 扁平苔藓

22. 具有点状出血征的是　　　　(　　)

23. 具有虹膜样损害的是　　　　(　　)

24. 多角形扁平丘疹多见于　　　(　　)

(25~26 题共用备选答案)

A. 玫瑰糠疹

B. 离心性环状红斑

C. 银屑病

D. 多形红斑

E. 慢性单纯性苔藓

25. 以上属于自限性皮肤病的是　(　　)

26. 以上可出现同形反应的是　　(　　)

(27~28 题共用备选答案)

A. 寻常型银屑病

B. 脓疱型银屑病

C. 离心性环状红斑

D. 多形红斑

E. 扁平苔藓

27. 可见 Wickham 纹的是　　　　(　　)

28. 可见表皮角化过度,基底细胞液化变性,真皮乳头层胶样小体、噬黑素细胞的是　　　　　　　　(　　)

(29~30 题共用备选答案)

A. 腋下　　　　　B. 肢体长轴

C. 四肢屈侧　　　D. 头皮

E. 掌跖

29. 局限性脓疱型银屑病好发于　(　　)

30. 扁平苔藓好发于　　　　　　(　　)

【X/型/题】

31. 下列关于头皮银屑病临床表现的描述,正确的是　　　　　　(　　)

A. 皮损境界清楚

B. 沿发际分布

C. 厚积性鳞屑

D. 永久性秃发

E. 皮损常超出发际

32. 下列关于急性点滴状银屑病的描述,正确的是　　　　　　(　　)

A. 发病前常有咽部链球菌感染

B. 起病急骤,常数天泛发全身

C. 皮损为大片状鳞屑性红斑,有融合倾向

D. 一般经过数周可消退

E. 痒感程度不等

33. 下列关于关节型银屑病的描述,错误的是　　　　　　　　(　　)

A. 部分患者没有银屑病史和皮损,根据关节症状亦可诊断

B. 关节损害可累及任何关节

C. 可发生关节畸形

D. 类风湿因子阳性

E. 关节病变可与皮损同时出现

34. 下列关于关节型银屑病 X 线表现的描述,正确的是　　　　　（　）
A. 软骨消失　　　 B. 钙质沉积
C. 关节腔狭窄　　 D. 关节侵蚀
E. 软组织肿胀

35. 银屑病除全身及局部药物治疗外还可选用物理疗法,包括　　　（　）
A. 超短波
B. 浴疗(硫磺浴、矿泉浴等)
C. 308nm 准分子激光
D. 光化学疗法
E. 冷冻疗法

36. 常可出现指甲病变的疾病有　　（　）
A. 湿疹　　　　　 B. 甲癣
C. 玫瑰糠疹　　　 D. 银屑病
E. 扁平苔藓

37. 寻常型银屑病皮疹特征是　　　（　）
A. 丘疹刮去厚屑露出半透明薄膜
B. 皮损表面有厚层鳞屑,刮除成层鳞屑犹如轻刮蜡滴
C. 出现虹膜样红斑
D. 薄膜再刮呈点状出血
E. 发生许多小脓疱

38. 可出现同形反应的疾病有　　（　）
A. 扁平疣　　　　 B. 扁平苔藓
C. 银屑病　　　　 D. 红斑性狼疮
E. 硬皮病

39. 属于重症型多形红斑临床表现的是　　　　　　　　　　　（　）
A. 支气管肺炎
B. 消化道出血
C. 坏死性胰腺炎

D. 外阴及肛门黏膜糜烂红肿
E. 角膜溃疡

二、名词解释
1. 蜡滴现象
2. 薄膜现象
3. Auspitz syndrome
4. Koebner phenomenon
5. Wickham lines

三、填空题
1. 多形红斑在临床上分为 ＿＿＿＿＿＿、＿＿＿＿＿＿、＿＿＿＿＿＿三型。
2. 寻常型银屑病按病程可分为 ＿＿＿＿＿＿、＿＿＿＿＿＿、＿＿＿＿＿＿三期。
3. 寻常型银屑病组织病理改变主要是 ＿＿＿＿＿＿。
4. ＿＿＿＿＿＿、＿＿＿＿＿＿、＿＿＿＿＿＿银屑病伴发全身症状且应用其他药物治疗无效时,可选用糖皮质激素。
5. 脓疱型银屑病可分为 ＿＿＿＿＿＿、＿＿＿＿＿＿两型。
6. 扁平苔藓的典型皮损为 ＿＿＿＿＿＿。
7. 红皮病型银屑病的病理变化主要为 ＿＿＿＿＿＿更明显,余与寻常型银屑病相似。

四、简答题
1. 简述银屑病的分型及寻常型银屑病临床特点。
2. 简述寻常型银屑病各期的临床表现。
3. 简述玫瑰糠疹的临床特点及鉴别诊断。

【参 / 考 / 答 / 案】

一、选择题

【A 型题】

1. A　　 2. C　　 3. D　　 4. D　　 5. B

6. C　　 7. E　　 8. D　　 9. C　　 10. D
11. C　 12. E　 13. B　 14. C　 15. C
16. D　 17. D　 18. D　 19. B

【B 型题】

20. E　　21. D　　22. C　　23. D　　24. E
25. A　　26. C　　27. E　　28. E　　29. E
30. C

【X 型题】

31. ABCE　　34. ACDE　　33. AD
34. ACDE　　35. BCD　　36. ABDE
37. ABD　　38. ABC　　39. ABCDE

1. A【解析】寻常型银屑病初起为红色丘疹或斑丘疹,逐渐扩展成为境界清楚的红色斑块。

2. C【解析】玫瑰糠疹多累及中青年,春秋季多见。

3. D【解析】银屑病根据病情分期分为三期即进行期、静止期、退行期,进行期表现为旧皮损无消退、新皮损不断出现,皮损浸润炎症明显,周围可有红晕,鳞屑较厚。

6. C【解析】免疫抑制剂主要适用于红皮病型、脓疱型、关节病型银屑病。

8. D【解析】银屑病的确切病因尚未清楚,目前认为是在遗传因素与环境因素相互作用下发病。

9. C【解析】关节型银屑病表现为关节肿痛和疼痛,四肢伸侧、头皮发生红丘疹及斑块,厚白鳞屑,抓后点状出血为银屑病主要症状。

10. D【解析】多形红斑分为:红斑－丘疹型、水疱－大疱型、重症型(即 Stevens－Johnson 综合征)。

11. C【解析】Kogoj 微脓肿为脓疱型银屑病的组织病理学表现。

13. B【解析】玫瑰糠疹皮损长轴与皮纹平行。

15. C【解析】多形红斑真皮上部水肿,血管扩张。

31. ABCE【解析】头皮银屑病,头发呈束发状,一般不形成永久性秃发。

32. ABDE【解析】急性点滴状银屑病皮损为 0.3～0.5cm 大小的丘疹、斑丘疹,色泽潮红,覆以少许鳞屑。

33. AD【解析】关节型银屑病不可只根据关节症状诊断,其类风湿因子常呈阴性。

35. BCD【解析】银屑病物理疗法:光化学疗法(PUVA)、UVB 光疗(特别是窄谱UVB)、308nm 准分子激光、浴疗等。

38. ABC【解析】扁平疣、扁平苔藓及银屑病均有 Koebner 现象(即同形反应)。

二、名词解释

1. 蜡滴现象:银屑病的基本损害为表面有银白色鳞屑的丘疹或斑丘疹。轻轻搔刮,可出现成层鳞屑,犹如轻刮滴在桌面上的蜡滴,故称为蜡滴现象。

2. 薄膜现象:银屑病的皮损刮去银白色鳞屑后可见淡红色发光半透明薄膜,称为薄膜现象。

3. Auspitz 征:银屑病的皮损刮去银白色鳞屑后可见淡红色发光半透明薄膜,再刮去此膜则出现小的出血点,称为点状出血现象,即 Auspitz 征,是刮破真皮乳头顶部的小血管所致。

4. Koebner 征:即同形反应。指累及真皮乳头层或以下部位的损伤发生后,在损伤处出现与原发皮疹相同损害的现象。

5. Wickham 纹:用液状石蜡拭扁平苔藓皮损表面后,以放大镜观察,可见损害表面有灰白色或乳白色带有光泽小点及纵横交错的细线,称为 Wickham 纹。

三、填空题

1. 红斑－丘疹型　水疱－大疱型
重症型

2.进行期　静止期　退行期
3.角化过度伴角化不全
4.红皮病型　关节病型　泛发性脓疱型
5.泛发性　局限性
6.多角形紫红色扁平丘疹
7.真皮浅层血管扩张充血

四、简答题

1.简述银屑病的分型及寻常型银屑病临床特点。

答　银屑病可分为4型：寻常型银屑病、脓疱型银屑病、关节病型银屑病、红皮病型银屑病。其中寻常型银屑病的临床特点为：

（1）好发于头皮、背部和四肢伸侧及臀部。

（2）早期常夏愈冬发，或夏轻冬重，少数病例则相反。

（3）基本损害为红色丘疹、斑丘疹或斑块（呈点滴状、地图状、钱币状、环状等排列），粟粒至绿豆大，可融合成片，边缘明显，上覆银白色厚鳞屑。可观察到滴蜡现象、薄膜现象、Auspitz征。

（4）不同部位损害特点：龟头——边缘清楚的红色斑片，无鳞屑。上唇——可有银白色鳞屑。颊黏膜——白色环形斑。甲——顶针状凹陷；甲下角化过度及甲剥离等。面部——点滴状浸润性红斑、丘疹、脂溢性皮炎样改变。头皮——鳞屑厚，常超出发际，头发呈束发状。腋下、乳房、腹股沟——糜烂、渗出、裂隙。

（5）不同程度瘙痒，皮损处出汗减少。

2.简述寻常型银屑病各期的临床表现。

答　寻常型银屑病分为三期：进行期、静止期、退行期。

（1）进行期：皮疹不断增多、扩大，鲜红，鳞屑较薄，周围有红晕，常有同形反应。

（2）静止期：病情保持相对稳定，基本上无新疹出现，旧皮疹渐扩大，有较多较厚鳞屑。

（3）退行期：皮损炎性浸润渐消退，颜色变淡，数目减少，部分皮损中央消退呈环状，愈后局部留下色素沉着斑或色素减退斑。一般先从躯干、上肢开始消退，头皮、下肢皮损往往消退较慢，外露部位皮损大多在夏季自然消退。

3.简述玫瑰糠疹的临床特点及鉴别诊断。

答　玫瑰糠疹的临床特点为：

（1）多见于青中年，以10~35岁年龄组发病率高。

（2）好发于春秋季。

（3）可有全身不适、低热、头痛、淋巴结肿大、咽痛等前驱症状。

（4）好发于躯干、四肢近端，少数见于颈部，面部小腿一般不受累。

（5）皮损初起出现一母斑（先驱斑），1~2周后，类似皮疹陆续成批出现。皮损为圆形或椭圆形的玫瑰色斑疹，表面覆有少量糠秕状鳞屑。皮损的长轴与皮纹走向一致。

（6）可有轻度到中度瘙痒。

（7）一般病程6~8周，少数可达6个月以上。有自限性。一般不复发。

鉴别诊断：本病需与银屑病、副银屑病、脂溢性皮炎、体癣、花斑癣、药疹、二期梅毒疹等鉴别。

（贺爱娟）

第 20 章　结缔组织病

【学/习/要/点】

一、掌握

红斑狼疮、皮肌炎、硬皮病的临床表现，诊断标准及治疗。

二、熟悉

红斑狼疮、皮肌炎、硬皮病的病因，发病机制及鉴别诊断。

【应/试/考/题】

一、选择题

【A/型/题】

1. 盘状红斑狼疮（DLE）的组织病理表现不包括　　　　　　　　（　　）
   A. 角化过度伴角化不全
   B. 密集的白细胞浸润
   C. 基底细胞液化变性
   D. 表皮萎缩
   E. 色素失禁

2. 系统性红斑狼疮（SLE）、皮肌炎、系统性硬皮病都可出现　　　　　（　　）
   A. 斑贴试验阳性　　B. 雷诺氏征
   C. 同形反应　　　　D. 划痕试验阳性
   E. 尼氏征阳性

3. 需避免直接日晒的疾病是　　（　　）
   A. 盘状红斑狼疮　　B. 湿疹
   C. 寻常痤疮　　　　D. 结节性血管炎
   E. 多形红斑

4. 老年皮肌炎患者特别要注意检查有无　　　　　　　　　　　　（　　）
   A. 糖尿病　　　　　B. 内脏恶性肿瘤
   C. 溶血性贫血　　　D. 高脂血症
   E. 高血压

5. 皮肌炎血清酶检查不需要检查　（　　）
   A. 肌酸磷酸激酶
   B. 乳酸脱氢酶
   C. 丙氨酸氨基转氨酶
   D. 淀粉酶
   E. 醛缩酶

6. 不属于结缔组织病的是　　　　（　　）
   A. 红斑狼疮
   B. 类风湿关节炎
   C. 结节性多动脉炎
   D. 风湿热
   E. 过敏性紫癜

7. DLE 慢性角化明显的损害晚期可继发 （ ）

  A. 基底细胞癌   B. 鳞状细胞癌

  C. 黑色素瘤   D. 细菌感染

  E. 瘢痕疙瘩

8. SLE 致死的主要原因是 （ ）

  A. 肾脏损害和感染

  B. 呼吸系统损害

  C. 血液系统损害

  D. 心脏损害

  E. 消化道出血

9. 亚急性皮肤型红斑狼疮（SCLE）狼疮带试验阳性通常出现于 （ ）

  A. 皮损处

  B. 曝光处正常外观皮肤

  C. 非曝光处正常外观皮肤

  D. 前臂屈侧

  E. 前臂伸侧

10. SLE 患者若出现贫血,通常考虑 （ ）

  A. 失血性贫血

  B. 缺铁性贫血

  C. 巨幼红细胞贫血

  D. 溶血性贫血

  E. 再生障碍性贫血

11. 皮肌炎最先受累的肌群通常为（ ）

  A. 面部肌群   B. 呼吸肌

  C. 心肌   D. 四肢近端肌群

  E. 躯干部肌群

12. 不属于结缔组织病的是 （ ）

  A. 红斑狼疮   B. 皮肌炎

  C. 结节性红斑   D. 硬皮病

  E. 多发性肌炎

13. DLE 的好发部位是 （ ）

  A. 两颊及鼻部   B. 耳郭

  C. 头皮   D. 唇部

  E. 前胸部

14. SCLE 较常见的全身症状为 （ ）

  A. 心脏受损   B. 肾脏受损

  C. 中枢受损   D. 肺受损

  E. 关节痛

15. 皮肌炎的诊断标准不包括 （ ）

  A. 对称性四肢肌群无力

  B. 心电图异常

  C. 血清肌酶增高

  D. 肌电图为肌源性损害

  E. 典型皮损

16. 有助于皮肌炎早期诊断的是 （ ）

  A. 乳酸脱氢酶

  B. 肌红蛋白

  C. 还原型血红蛋白

  D. 肌酸激酶

  E. 肌钙蛋白

17. 系统性硬皮病患者 ANA 阳性率为 （ ）

  A. 80%   B. 30%

  C. 90%   D. 50%

  E. 70%

18. 局限性硬皮病皮损特点是 （ ）

  A. 肿胀、硬化、萎缩

  B. 肿胀、萎缩

  C. 肿胀、硬化

  D. 硬化

  E. 硬化和萎缩

19. 下列关于 SCLE 的描述,错误的是 （ ）

  A. 皮损呈光敏性

  B. 愈后不留瘢痕

  C. 可见毛细血管扩张

  D. 一般病情急重而不稳定

  E. 多累及躯干上部的暴露部位

20. SCLE 患者较少见 （ ）

  A. 发热   B. 浆膜炎

  C. ANA 阳性   D. 关节痛

  E. 中枢神经系统受累

21. 下列关于 SLE 累及关节肌肉的描述,正确的是 （ ）

  A. 可有肌痛,肌无力明显

  B. 受累关节常发生畸形

C. 可出现缺血性骨坏死,以股骨头受累最常见

D. 5% 患者有关节疼痛

E. 总补体升高

22. SLE 出现心血管症状时,最常见的是　　（　　）

　　A. 心包炎　　　　B. 静脉曲张

　　C. 心肌炎　　　　D. 冠心病

　　E. 心肌梗死

23. 下列关于 Gottron 丘疹的描述,正确的是　　（　　）

　　A. 多见于硬皮病

　　B. 多见于皮肌炎

　　C. 多发生在眶周

　　D. 单侧分布

　　E. 多见于红斑狼疮

24. 皮肌炎做肌电图时,检查应选取　（　　）

　　A. 疼痛和压痛最明显肌肉

　　B. 正常肌肉

　　C. 肌力中等减弱肌肉

　　D. 肿胀肌肉

　　E. 四肢肌肉

25. 皮肌炎肌肉基本病理变化不包括（　　）

　　A. 肌纤维变性

　　B. 间质血管周围炎性病变

　　C. 肌肉纤维化

　　D. 胶原纤维间黏蛋白沉积

　　E. 肌肉萎缩

26. 系统性硬皮病最常见的首发症状是　　（　　）

　　A. 雷诺现象　　　B. 不规则发热

　　C. 关节痛　　　　D. 食欲减退

　　E. 皮肤硬化

27. 系统性硬皮病标志性损害是　（　　）

　　A. 骨关节损害　　B. 内脏损害

　　C. 血管损害　　　D. 皮肤损害

　　E. 雷诺氏现象

28. 下列关于斑块状硬皮病的描述,错误的是　　（　　）

　　A. 皮损多发时称泛发型硬斑病

　　B. 好发于成人

　　C. 无内脏损害

　　D. 久之毳毛增多

　　E. 久之毳毛消失

29. 硬皮病组织病理学检查中内脏损害主要表现不包括　　（　　）

　　A. 间质纤维化　　B. 血管壁变薄

　　C. 管腔变窄　　　D. 管腔闭塞

　　E. 血管壁增厚

【B/型/题】

(30 ~ 33 题共用备选答案)

　　A. 系统性红斑狼疮

　　B. 皮肌炎

　　C. 硬皮病

　　D. 盘状红斑狼疮

　　E. 亚急性皮肤型红斑狼疮

30. 患者,男,65 岁。3 月来不规则发热,全身肌痛、肌无力,吞咽干食困难,两侧上下睑及颊部水肿性紫红斑,小指甲后皱襞肿胀发亮。首先考虑诊断为　　（　　）

31. 患者,女,20 岁。左臂伸侧至左肘部 2 年前逐渐出现淡红色水肿性斑块,皮肤变硬,中央出现色素减退及萎缩,边缘色素沉着。无主观不适。首先考虑诊断为　　（　　）

32. 患者,女,20 岁。于一次郊游后两颊出现红斑,不痒。手背、指趾顶端相继出现角化鳞屑性红斑,伴低热、乏力、关节痛。首先考虑诊断为　　（　　）

33. 患者,女,50 岁。两耳郭、颧颞境界清楚暗红色浸润性斑疹已两年,上有黏

着性角化性鳞屑。皮损中央色素减退、萎缩，色素沉着。无全身不适。首先考虑诊断为　　　　　（　　）

（34～36题共用备选答案）

A.ANA　　　　　B.抗dsDNA

C.抗着丝点抗体　D.抗SSA抗体

E.抗Scl-70

34.SLE的标记抗体是　　　　（　　）

35.系统性硬皮病的标记抗体是（　　）

36.CREST综合征的标记抗体是（　　）

（37～38题共用备选答案）

A.0%　　　　　B.30%～40%

C.80%～90%　　D.90%～100%

E.70%

37.DLE皮损处LBT阳性率为　（　　）

38.DLE正常皮肤处LBT阳性率为（　　）

（39～40题共用备选答案）

A.0%　　　　　B.50%

C.70%　　　　　D.90%

E.20%

39.SLE皮损区LBT阳性率为　（　　）

40.SLE外观正常皮肤区LBT阳性率为
　　　　　　　　　　　　（　　）

（41～44题共用备选答案）

A.2:1　　　　　B.4:1

C.7:1　　　　　D.9:1

E.3:1

41.SLE患者中女性、男性之比为（　　）

42.DLE患者中女性、男性之比为（　　）

43.皮肌炎患者中女性、男性之比为（　　）

44.硬皮病患者中女性、男性之比为（　　）

【X型题】

45.下列关于皮肌炎的描述，正确的有
　　　　　　　　　　　　（　　）

A.面部特别是眼睑部水肿性紫红斑

B.肌无力、肌痛

C.血沉快

D.尿肌酸排出减少

E.血清肌酶升高

46.患者，男，60岁。患有皮肌炎。出现肺部病变，主观症状不明显。其肺部病变可能为　　　　　　　（　　）

A.肺纤维病变　　B.大叶性肺炎

C.肺癌　　　　　D.支气管扩张

E.肺结核

47.皮肌炎的临床亚型包括　　（　　）

A.多发性肌炎

B.合并其他结缔组织病的皮肌炎

C.感染性肌炎

D.无肌病性皮肌炎

E.合并恶性肿瘤的皮肌炎

48.皮肌炎的特征性皮肤损害有（　　）

A.双上眼睑紫红色水肿性红斑

B.Gottron丘疹

C.甲小皮角化

D.血管炎

E.环形红斑

49.可诱发红斑狼疮的因素有　（　　）

A.遗传因素　　　B.病毒感染

C.日光照射　　　D.妊娠及分娩

E.药物

50.SLE实验室检查可为　　（　　）

A.血沉增快

B.蛋白尿、血尿及管型尿

C.淋巴细胞减少

D.白细胞增多

E.白细胞减少

51.系统性硬皮病的常见症状有（　　）

A.蛋白尿

B.条状皮损沿肋间神经呈线状分布

C.雷诺现象

D.食道性吞咽困难

E.结节性红斑

52. 皮肌炎主要累及的肌群包括 （　　）
　　A. 四肢近端肌群
　　B. 腹部肌群
　　C. 颈部和咽喉肌群
　　D. 肩胛间肌群
　　E. 四肢远端肌群

53. SCLE 的皮疹主要有 （　　）
　　A. 盘状损害　　　B. 丘疹鳞屑型
　　C. 环形红斑型　　D. 蝶形红斑
　　E. 多形红斑

54. DLE 的狼疮带试验结果示在 DLE 皮损表皮－真皮交界处可见线性沉积的颗粒状物质有 （　　）
　　A. IgA　　　　　B. IgG
　　C. IgM　　　　　D. C3
　　E. IgE

55. DLE 和 SCLE 组织病理及免疫病理共同点有 （　　）
　　A. 角化过度
　　B. 正常皮肤 LBT 阳性
　　C. 皮损区 LBT 示表皮－真皮交界处相关物质线性沉积
　　D. 淋巴细胞浸润
　　E. 胶原纤维间可有黏蛋白沉积

56. SLE 累及呼吸系统时可出现 （　　）
　　A. 双侧干性胸膜炎
　　B. 胸腔积液
　　C. 弥漫性间质性肺炎
　　D. 肺间质纤维化
　　E. 呼吸衰竭

57. 下列关于弥漫型硬皮病的描述，正确的有 （　　）
　　A. 约占系统性硬皮病的 95%
　　B. 多先有雷诺现象
　　C. 开始即为全身弥漫性硬化
　　D. 病情发展快，预后差
　　E. 皮肤硬化常自手、面部开始

58. SLE 心血管受累可表现为 （　　）
　　A. 心包积液
　　B. 奔马律
　　C. 心电图 ST 段变化
　　D. PR 间期缩短
　　E. 冠状动脉炎

59. 常见引起药物性红斑狼疮药物有（　　）
　　A. 肼屈嗪　　　　B. 普鲁卡因胺
　　C. 青霉素　　　　D. 甲基多巴
　　E. 异烟肼

二、名词解释
1. Gottron's papules
2. CREST syndrome
3. poikiloderma
4. malignant erythema
5. frontoparietal

三、填空题
1. 皮肤型红斑狼疮可分为_____、_____和慢性皮肤型红斑狼疮,慢性皮肤型红斑狼疮包括_____、_____和_____。
2. 皮肌炎可分为_____、_____、_____、_____、_____、_____等六型。
3. 硬皮病分_____和_____两型。两者的主要区别在于前者无_____、无_____,以及不发生_____。
4. 皮肌炎有_____和_____两个发病高峰。
5. 局限性硬皮病依据皮损可分为_____、_____、_____和_____。
6. 硬皮病组织病理学检查主要发生在_____和_____。

四、简答题

1. 简述系统性硬皮病肢端型和弥漫型的区别。

2. 简述系统性红斑狼疮、皮肌炎、系统性硬皮病患者死亡主要原因。

五、论述题

试述系统性红斑狼疮的诊断标准（ARA1997 年诊断标准）。

【参/考/答/案】

一、选择题

【A 型题】

1. B	2. B	3. A	4. B	5. D
6. E	7. B	8. A	9. A	10. D
11. D	12. C	13. A	14. E	15. B
16. B	17. C	18. A	19. D	20. E
21. C	22. A	23. B	24. A	25. D
26. A	27. D	28. D	29. B	

【B 型题】

30. B	31. C	32. A	33. D	34. B
35. E	36. C	37. C	38. A	39. D
40. C	41. D	42. E	43. A	44. E

【X 型题】

45. ABCE	46. AC	47. ABDE
48. AB	49. ABCDE	50. ABCE
51. ACD	52. ACD	53. BC
54. BCD	55. CD	56. ABCDE
57. CD	58. ABCE	59. ABCDE

1. B【解析】盘状红斑狼疮的组织病理表现为密集的淋巴细胞浸润。

3. A【解析】盘状红斑狼疮与紫外线照射密切相关，故需要避免日晒，湿疹、多形红斑、结节性血管炎及寻常痤疮均不需要避免日晒。

4. B【解析】皮肌炎约 30% 成人患者合并恶性肿瘤，40 岁以上患病率更高，故老年性皮肌炎要注意检查是否有无肿瘤。

5. D【解析】淀粉酶升高主要是用于测定胰腺疾病，其他几种酶在皮肌炎急性期 95% 以上患者均会升高。皮肌炎血清酶检查包括肌酸激酶、醛缩酶、乳酸脱氢酶、天冬氨酸氨基转移酶、丙氨酸氨基转移酶。

6. E【解析】过敏性紫癜属于血管炎性皮肤病。

8. A【解析】SLE 患者死亡原因主要为肾衰竭、狼疮脑病、继发严重感染。

10. D【解析】SLE 血液系统病变可出现白细胞减少、血小板减少、溶血性贫血。

11. D【解析】皮肌炎最常侵犯四肢近端肌群、肩胛带肌群、颈部和咽喉部肌群。

12. C【解析】结节性红斑属于脂膜炎，其他几种均属于结缔组织性疾病。

13. A【解析】盘状红斑皮损多累及面部，特别是鼻背及面颊。

14. E【解析】SCLE 患者常伴发热、口腔溃疡、浆膜炎及关节痛等系统症状，严重肾脏受累和中枢神经系统受累少见。

15. B【解析】皮肌炎诊断依据：典型皮损；对称性四肢近端肌群和颈部肌无力；血清肌酶升高；肌电图为肌源性损害；肌肉活检符合肌炎。没有心电图异常。

16. B【解析】血清肌红蛋白在肌炎患者中

可迅速升高,可早于肌酸激酶出现,有
助于肌炎的早期诊断。

18. A【解析】局限硬皮病皮损特点为淡红
或紫红色水肿性斑块损害,随后出现局
部萎缩变薄,线状硬皮病皮肤较快硬化,
累及皮下组织、肌肉、筋膜,最终硬化。

19. D【解析】SCLE 中环形红斑型病情较稳
定,丘疹鳞屑型易发展为 SLE。

21. C【解析】SLE 累及关节肌肉,可有肌
痛,肌无力不明显;受累关节多不发生
破坏;95% 患者有关节受累,关节疼
痛;总补体、C3、C4 下降。

23. B【解析】Gottron 丘疹多见于皮肌炎,
多对称分布,表面附着糠状鳞屑。

25. D【解析】胶原纤维间黏蛋白沉积为红
斑狼疮肌肉病理变化。

45. ABCE【解析】皮肌炎实验室检查尿肌
酸排出增加,常 >0.2g/d。

46. AC【解析】皮肌炎患者常并发肺纤维化,
且成年人 30% 以上可伴发恶性肿瘤,故
肺部病变要考虑肺纤维化及肺癌。

47. ABDE【解析】皮肌炎有 6 种亚型:多发
性肌炎、皮肌炎、合并恶性肿瘤的皮肌
炎或多肌炎、儿童皮肌炎或多肌炎、合
并其他结缔组织病的皮肌炎或多肌
炎、无肌病性皮肌炎。

48. AB【解析】皮肌炎皮肤特征性损害有眼
睑紫红色斑、皮肤异色症、Gottron 丘疹。

58. ABCE【解析】SLE 心血管受累可表现
为:心包炎(可出现少量心包积液)、心
肌炎(心动过速、奔马律、心脏扩大、心
电图低电压、ST 段变化、PR 间期延
长)、冠状动脉炎、周围血管病变。

59. ABCDE【解析】引起药物性红斑狼疮
常见药物有肼屈嗪、普鲁卡因胺、青霉
素、甲基多巴、异烟肼、生物制剂等。

二、名词解释

1. Gottron 丘疹:皮肌炎患者指指关节、掌
指关节伸面出现的对称性分布、扁平、
紫红色、糠状鳞屑性丘疹。

2. CREST 综合征:硬皮病患者皮肤出现钙
质沉着、雷诺现象、食管受累、肢端硬化
和毛细血管扩张症状,称为 CREST 综合
征。属于系统性硬皮病肢端型的一种
亚型,病程缓慢,预后较好。

3. 皮肤异色症:皮肌炎患者面、颈、上胸躯
干部在红斑鳞屑基础上逐渐出现褐色
色素沉着、点状色素脱失、点状角化、轻
度皮肤萎缩、毛细血管扩张等,称为皮
肤异色症或异色性皮肌炎。

4. 恶性红斑:伴发恶性肿瘤的皮肌炎患
者,面部红斑呈"酒醉样"面容。

5. 刀砍状硬皮病:线状硬皮病皮损发生在
面额部中央时,因皮肤、皮下组织和颅
骨萎缩致使局部线状显著凹陷,菲薄的
皮肤紧贴于骨面,即"刀砍状硬皮病"。

三、填空题

1. 盘状红斑狼疮　亚急性皮肤型红斑狼疮
盘状红斑狼疮　深在性红斑狼疮
冻疮样红斑狼疮

2. 皮肌炎　多发性肌炎　合并恶性肿瘤
的皮肌炎或多肌炎　儿童皮肌炎或多
肌炎　合并其他结缔组织病的皮肌炎
或多肌炎　无肌病性皮肌炎

3. 局限性硬皮病　系统性硬皮病　雷诺
现象　肢端硬化　内脏损害

4. 儿童期　40~60 岁

5. 点滴状　斑块状　线状　泛发性

6. 小动脉　真皮胶原纤维

四、简答题

1. 简述系统性硬皮病肢端型和弥漫型的区别。

答 见下表。

系统性硬皮病肢端型和弥漫型的区别

	发病比例	临床表现	病程特点
肢端型	约占系统性硬皮病95%	多表现有雷诺现象,皮肤硬化多先由手、面开始	进展缓慢
弥漫型	约占系统性硬皮病5%	无雷诺现象,无肢端硬化,开始即为全身弥漫性硬化	进展迅速,预后差

2. 简述系统性红斑狼疮、皮肌炎、系统性硬皮病患者死亡主要原因。

答 系统性红斑狼疮患者死亡主要原因——皮肌炎患者死亡主要原因——恶性肿瘤、心肺受累。系统性硬皮病患者死亡主要原因——肺纤维化、心力衰竭、肾衰竭。

五、论述题

试述系统性红斑狼疮的诊断标准（ARA1997年诊断标准）。

答 在排除有相似症状和体征的其他疾病后,满足以下11项中不少于4项即可诊断为系统性红斑狼疮。

(1)蝶形红斑。

(2)盘状红斑。

(3)光敏感。

(4)口腔溃疡。

(5)非侵袭性关节炎。

(6)浆膜炎——胸膜炎或心包炎。

(7)肾脏损害:持续蛋白尿[尿蛋白>0.5g/d 或尿蛋白>(+++)]或有细胞管型。

(8)神经病变(癫痫发作)或精神症状,应排除有药物或代谢性疾病引起。

(9)血液学异常:溶血性贫血伴网织红细胞增多,或≥2次的白细胞<4×10^9/L、淋巴细胞<1.5×10^9/L,或血小板<100×10^9/L。

(10)免疫学异常:抗 dsDNA 抗体(+),或抗 Sm 抗体(+),或抗心磷脂抗体(+)(包括抗心磷脂抗体或狼疮抗凝物,或持续≥6个月的梅毒血清假阳性反应,3项中具备1项)。

(11)ANA 阳性。

(贺爱娟)

第21章 大疱性皮肤病

【学/习/要/点】

一、掌握

天疱疮和大疱性类天疱疮的临床表现和治疗。

二、熟悉

天疱疮的临床分型。

【应/试/考/题】

一、选择题

【A/型/题】

1. 临床中天疱疮的基本皮损是 （　　）
   A. 丘疹　　　　　B. 水疱
   C. 脓疱　　　　　D. 结节
   E. 苔藓样变

2. 寻常型天疱疮的好发人群是 （　　）
   A. 青壮年　　　　B. 儿童
   C. 中年人　　　　D. 老年人
   E. 婴幼儿

3. 天疱疮患者血循环中自身抗体主要针对 （　　）
   A. 基底膜带　　　B. 桥粒
   C. 半桥粒　　　　D. 真皮胶原纤维
   E. 朗格汉斯细胞

4. 天疱疮具有的特征性组织病理学改变是 （　　）
   A. 角化不全
   B. 表皮萎缩
   C. 棘层松解
   D. 真皮炎症细胞浸润
   E. 基底膜带液化

5. 天疱疮临床类型不包括 （　　）
   A. 寻常型天疱疮　　B. 增殖型天疱疮
   C. 红斑型天疱疮　　D. 落叶型天疱疮
   E. 大疱型天疱疮

6. 天疱疮各型中,最严重的类型是（　　）
   A. 增殖型天疱疮　　B. 落叶型天疱疮
   C. 寻常型天疱疮　　D. 红斑型天疱疮
   E. 药物性天疱疮

7. 天疱疮治疗的目的在于 （　　）
   A. 去除病因
   B. 提高患者生存质量
   C. 控制新皮损的发生,防止复发
   D. 延长患者寿命
   E. 防治并发症

8.天疱疮治疗的关键在于　　　(　　)

　　A.免疫抑制剂运用及防止并发症

　　B.支持疗法

　　C.抗生素

　　D.干扰素

　　E.血浆置换

9.不属于寻常型天疱疮临床表现的是

　　　　　　　　　　　　　　(　　)

　　A.口腔损害多为首发表现

　　B.多累及中年人

　　C.尼氏征阳性

　　D.多见红斑鳞屑性损害

　　E.好发于口腔、胸、背、头部

10.下列关于糖皮质激素治疗天疱疮的描述,错误的是　　　(　　)

　　A.剂量根据天疱疮类型、皮损范围、有无黏膜损害等因素确定

　　B.联合免疫抑制剂

　　C.及早应用,初始剂量应足够以尽快控制病情

　　D.临床有效需立即减药

　　E.治疗效果以是否有新水疱出现为标准

11.天疱疮各型中,预后最差的是　(　　)

　　A.副肿瘤性天疱疮

　　B.增殖型天疱疮

　　C.落叶型天疱疮

　　D.红斑型天疱疮

　　E.寻常型天疱疮

12.下列关于大疱性类天疱疮的描述,错误的是　　　　　　　(　　)

　　A.是一种好发于中老年人的自身免疫性表皮下大疱病

　　B.主要特征是疱壁厚、紧张不易破的大疱

　　C.组织病理改变为表皮下大疱,免疫病理显示基底膜带 IgG 和(或)C3 沉积

　　D.血清中存在针对基底膜带成分的自身抗体。

　　E.直接免疫荧光显示棘细胞间有 IgG 以及 C3 的沉积

13.下列关于大疱性类天疱疮临床表现的描述,错误的是　　　(　　)

　　A.好发于胸腹部和四肢近端

　　B.如不治疗可自发性消退

　　C.尼氏征阳性

　　D.可因多脏器功能衰竭而死亡

　　E.好发于老年人

14.瘙痒明显的天疱疮是　　　(　　)

　　A.副肿瘤性天疱疮

　　B.药物性天疱疮

　　C.疱疹样天疱疮

　　D.增殖型天疱疮

　　E.寻常型天疱疮

【B/型/题】

(15~18 题共用备选答案)

　　A.好发于口腔、胸、背、头部

　　B.好发于腋窝、乳房下、腹股沟、外阴、肛周、鼻唇沟及四肢等部位

　　C.好发于头面及胸背上部,口腔黏膜受累少

　　D.好发于头面、躯干上部与上肢等暴露或皮脂腺丰富部位

　　E.好发于胸腹部、四肢近端及手、足部

15.符合红斑型天疱疮临床特点的是(　　)

16.符合增殖型天疱疮临床特点的是(　　)

17.符合落叶型天疱疮临床特点的是(　　)

18.符合大疱性类疱疮临床特点的是(　　)

(19~21 题共用备选答案)

　　A.皮损最初为壁薄的水疱,尼氏征阳性,破溃后在糜烂面形成乳头状的肉芽增殖

B. 水疱常发生于红斑基础上,尼氏征阳性,疱壁更薄易破裂,在表浅糜烂面上附有黄褐色、油腻性痂和鳞屑

C. 皮损除有天疱疮常见的糜烂、结痂与水疱外,更多见的是红斑鳞屑性损害

D. 好发于皮肤褶皱部位,皮损为红斑基础上的无菌性脓疱,伴瘙痒,尼氏征大都为阴性

E. 皮损为张力性大疱,尼氏征阴性

19. 符合增殖型天疱疮临床特点的是(　　)

20. 符合红斑型天疱疮临床特点的是(　　)

21. 符合落叶型天疱疮临床特点的是(　　)

(22～24 题共用备选答案)

A. 基底层上方

B. 基底膜带

C. 基底膜带下方

D. 棘层上部或颗粒层

E. 棘层中部

22. 寻常型、增殖型天疱疮的病变位于 (　　)

23. 落叶型、红斑型天疱疮的病变位于 (　　)

24. 疱疹样天疱疮的病变位于　(　　)

【X/型/题】

25. 符合疱疹样天疱疮临床表现的有(　　)

A. 好发于中老年人

B. 皮损常于躯干及四肢近端

C. 皮损呈多形性,有红斑、丘疹、风团等

D. 瘙痒明显

E. 表面可出现紧张性水疱或丘疱疹,尼氏征阳性

26. 下列关于寻常型天疱疮临床表现的描述,正确的是 (　　)

A. 多累及儿童和青少年

B. 大多数患者初发损害在口腔黏膜

C. 典型皮损为松弛性大疱,尼氏征阳性

D. 易溃破形成糜烂面,渗液较多,可结痂

E. 在天疱疮中预后最好

27. 降低天疱疮死亡率、提高疗效的重要环节是 (　　)

A. 护理皮肤、黏膜糜烂面

B. 注意水、电解质与酸碱平衡紊乱

C. 防止继发感染

D. 及早补充血浆或清蛋白

E. 大剂量应用糖皮质激素

28. IgA 型天疱疮的临床表现包括 (　　)

A. 多见于中老年女性

B. 尼氏征阳性

C. 皮损为红斑基础上有菌性脓疱

D. 好发于皮肤褶皱部位

E. 伴明显瘙痒

29. 易引起药物性天疱疮的药物包括(　　)

A. 利福平　　　B. 吡罗昔康

C. 卡托普利　　D. D－青霉胺

E. 磺胺类药物

30. 天疱疮的诊断标准包括 (　　)

A. 典型临床表现

B. 病原微生物培养与鉴定

C. 组织病理学

D. 免疫病理学

E. 丘疹

31. 大疱性类天疱疮的治疗目的是 (　　)

A. 控制新皮损的发生

B. 防止继发病变

C. 控制严重瘙痒

D. 提高患者生存质量

E. 避免感染

32. 遗传性大疱性皮肤病包括 　（　　）
   A. 单纯性大疱性表皮松解症
   B. 家族性良性慢性天疱疮
   C. 线状 IgA 大疱性皮病
   D. 交界性大疱性表皮松解症
   E. 营养不良性大疱性表皮松解症

二、名词解释

1. Nikolsky sign
2. pemphigus
3. bullous pemphigoid
4. 天疱疮抗体

三、填空题

1. 天疱疮共同特征是疱壁_____、_____的大疱；大疱性类天疱疮主要特征是疱壁_____、_____的大疱。
2. 天疱疮的基本病理变化为_____、_____和_____。
3. 间接免疫荧光显示约 80% 天疱疮患者的血清中都存在_____。
4. 预防天疱疮死亡的关键是_____和_____。

四、简答题

简述寻常型天疱疮的临床表现。

五、论述题

试述天疱疮与大疱性类天疱疮的鉴别诊断。

【参/考/答/案】

一、选择题

【A 型题】

1. B	2. C	3. B	4. C	5. E
6. C	7. C	8. A	9. D	10. D
11. E	12. E	13. C	14. C	

【B 型题】

15. D	16. B	17. C	18. E	19. A
20. C	21. B	22. A	23. D	24. E

【X 型题】

25. ABCD	26. BCD	27. AC
28. ACDE	29. ABCD	30. ACD
31. ABC	32. ABDE	

1. B【解析】天疱疮特点就是皮肤及黏膜上出现松弛性水疱或大疱。

3. B【解析】天疱疮的抗原是表皮棘细胞间桥粒的结构蛋白（Dsg），属于钙依赖性细胞黏附分子家族成员。

4. C【解析】天疱疮病理组织改变为棘层松解、表皮内裂隙或水疱，疱腔内有棘层松解细胞。

5. E【解析】天疱疮的临床类型有寻常型天疱疮、增殖型天疱疮、落叶型天疱疮、红斑型天疱疮、特殊类型天疱疮（副肿瘤性天疱疮、药物性天疱疮、IgA 型天疱疮、疱疹样天疱疮）。

6. C【解析】寻常型天疱疮是最常见和严重的类型。

9. D【解析】红斑鳞屑性损害为银屑病的表现。

10. D【解析】糖皮质激素使用在皮损大多消退后予小剂量泼尼松长期维持，直至停止治疗。

12. E【解析】大疱性天疱疮的免疫病理特征为 IgG 和 C3 在基底膜带呈线状沉积，棘细胞间有 IgG 以及 C3 沉积为天疱疮的免疫病理学表现。

13. C【解析】大疱性类天疱疮尼氏征阴性。

25. ABCD【解析】疱疹样天疱疮尼氏征阴性。

28. ACDE【解析】IgA 型天疱疮多见于中老年女性，好发于皮肤皱褶部位，皮损为红斑基础上的瘙痒性水疱或脓疱，尼氏征多阴性，棘细胞间沉积的免疫球蛋白和外周血检测到的抗表皮棘细胞间物质抗体类型均为 IgA 型。

29. ABCD【解析】药物诱导性天疱疮易由 D-青霉胺、卡托普利、吡罗昔康和利福平等含有硫氢基团的药物诱发。

30. ACD【解析】天疱疮根据典型临床表现，结合组织病理和免疫病理可以诊断。

二、名词解释

1. 尼氏征 又称棘层松解征，是某些皮肤病发生棘层松解性水疱时的触诊表现。本征阳性可出现 4 种表现：手指推压水疱一侧，可使水疱沿推压方向移动；手指轻压疱顶，疱液可向四周移动；在外观正常皮肤上推擦，表皮即剥脱；牵扯已破损的水疱壁时，可见水疱以外的外观正常皮肤一同剥离。

2. 天疱疮 一种好发于中年男性的由表皮细胞松解引起的自身免疫性慢性表皮内大疱性皮肤病。

3. 大疱性类天疱疮 一种好发于老年人的自身免疫性表皮下大疱性皮肤病。

4. 天疱疮抗体 天疱疮患者血清中存在的 IgG 型的抗桥粒芯糖蛋白抗体。

三、填空题

1. 薄　松弛易破　厚　紧张不易破
2. 棘层松解　表皮内裂隙或水疱　疱腔内有棘层松解细胞
3. 天疱疮抗体
4. 避免不必要的超量使用糖皮质激素等免疫抑制剂　尽可能早地找到感染依据，给予敏感抗生素

四、简答题

简述寻常型天疱疮的临床表现。

答 (1) 好发人群：多累及中年人，儿童罕见。

(2) 好发部位：口腔（多为首发表现）、胸、背、头部，严重者可泛发全身。

(3) 典型皮损：外观正常皮肤上发生水疱或大疱，或在红斑基础上出现大疱，疱壁薄，尼氏征阳性，易溃破形成糜烂面，渗液较多，可结痂，若继发感染则伴有臭味。

五、论述题

试述天疱疮与大疱性类天疱疮的鉴别诊断。

答 见下表。

天疱疮与大疱性类天疱疮的鉴别诊断

	天疱疮	大疱性类天疱疮
组织病理	表皮内水疱，疱腔内有棘层松解细胞	表皮下水疱，疱腔内有嗜酸性粒细胞
免疫病理	棘细胞间有 IgG 以及 C3 呈网状沉积	基底膜带 IgG 和 C3 呈线状沉积

（续表）

	天疱疮	大疱性类天疱疮
好发人群	中年人男性	老年人
好发部位	寻常型天疱疮——口腔、胸、背、头部 增殖型天疱疮——褶皱部位、口腔、四肢 落叶型天疱疮——头面及胸背上部，口腔黏膜受累少 红斑型天疱疮——头面、躯干上部与上肢等暴露或皮脂腺丰富部位	胸腹部、四肢近端、手足部
典型皮损	疱壁薄、松弛易破水疱、大疱	疱壁厚、紧张不易破大疱
尼氏征	（＋）	（－）
血清抗体	天疱疮抗体	抗 BP180 抗体、抗 BP230 抗体

（霍文耀）

第 22 章　血管炎与脂膜炎

【学/习/要/点】

一、掌握

1. 过敏性紫癜、皮肤小血管炎、青斑性血管病、结节性红斑的临床表现。
2. 过敏性紫癜的诊断及鉴别诊断。

二、熟悉

1. 血管性皮肤病的病因及分类。
2. 脂膜炎的概念。
3. 过敏性紫癜、皮肤小血管炎、青斑性血管炎、结节性红斑的病因及治疗。

【应/试/考/题】

一、选择题

【A/型/题】

1. 过敏性紫癜的发病机制是　　（　　）
 A. Ⅰ型超敏反应
 B. 毛细血管通透性降低
 C. Ⅲ型超敏反应
 D. 血小板减少
 E. Ⅳ型超敏反应

2. 符合过敏性紫癜实验室检查结果的是
　　　　　　　　　　　　　（　　）
 A. 发病初期血沉减慢
 B. 凝血时间延长
 C. 血小板计数减少
 D. 嗜酸性粒细胞数减少
 E. 部分患者束臂试验阳性

3. 皮肤小血管炎主要累及　　（　　）
 A. 表皮
 B. 真皮浅层小血管和毛细血管
 C. 真皮深层
 D. 皮下组织
 E. 筋膜

4. 皮肤小血管炎的好发部位是　（　　）
 A. 腹部　　　　　B. 胸背部
 C. 面部　　　　　D. 双上肢
 E. 下肢及臀部

5. 治疗皮肤小血管炎有明显血栓时要考
 虑选择的药物为　　　　　（　　）
 A. 秋水仙碱　　　B. 沙利度胺
 C. 阿司匹林　　　D. 环磷酰胺
 E. 糖皮质激素

6. 青斑性血管病主要累及的部位是（　　）
　　A. 头面部　　　　B. 腰臀部
　　C. 双下肢　　　　D. 双踝关节
　　E. 双上肢
7. 不属于青斑性血管病临床表现的是
　　　　　　　　　　　　（　　）
　　A. 疼痛性穿凿性溃疡
　　B. 网状青斑
　　C. 紫癜
　　D. 白色萎缩性瘢痕
　　E. 结节
8. 青斑性血管病的治疗首选药物为（　　）
　　A. 糖皮质激素　　B. 抗生素
　　C. 抗组胺　　　　D. 抗凝和纤溶
　　E. 免疫抑制剂
9. 结节性红斑的病理特征是（　　）
　　A. 间隔性脂膜炎　B. 血栓形成
　　C. 血管病变　　　D. 核尘
　　E. 红细胞外渗
10. 过敏性紫癜直接免疫荧光检查可见沉积在血管壁的（　　）
　　A. IgG　　　　　B. IgA
　　C. IgM　　　　　D. C3
　　E. C4

【B型题】

(11~12题共用备选答案)
　　A. 小腿屈侧　　　B. 前臂伸侧
　　C. 大腿伸侧　　　D. 小腿伸侧
　　E. 躯干部
11. 过敏性紫癜的好发部位是（　　）
12. 结节性红斑的好发部位是（　　）
(13~14题共用备选答案)
　　A. 可触及的紫癜、瘀点、瘀斑，可累及关节、腹部
　　B. 好发于四肢

C. 紫癜、溃疡、坏死、结节是主要特征
D. 散在分布红色结节
E. 群集性针尖瘀点，新旧皮损交替出现，呈辣椒粉样斑点
13. 过敏性紫癜皮损的主要特征是（　　）
14. 皮肤小血管炎皮损的主要特征是（　　）

【X型题】

15. 过敏性紫癜发病的临床分型包括（　　）
　　A. 单纯型　　　　B. 腹型
　　C. 关节型　　　　D. 肾型
　　E. 混合型
16. 与过敏性紫癜发病有关的因素有（　　）
　　A. 溶血性链球菌感染
　　B. 自身免疫性疾病
　　C. 流感病毒
　　D. 巴比妥类药
　　E. 恶性肿瘤
17. 皮肤血管炎的特征性组织病理表现包括（　　）
　　A. 血管壁内皮细胞肿胀
　　B. 血管壁纤维蛋白样变
　　C. 血管壁炎症细胞浸润
　　D. 血管壁脆性增加
　　E. 血管壁红细胞外渗
18. 皮肤小血管炎的临床表现有（　　）
　　A. 好发于下肢及臀部，尤以小腿为多
　　B. 常对称分布
　　C. 皮损呈多形性，以紫癜、溃疡、坏死和结节为主要特征
　　D. 可伴有低至中度发热
　　E. 皮损消退后留有色素沉着或萎缩性瘢痕

二、名词解释
1. vascular dermatoses

2. erythema nodosum

3. anaphylactoid purpura

三、填空题

1. 皮肤小血管炎之前使用的病名包括_____、_____、_____。

2. 过敏性紫癜临床中一般分为_____、_____、_____、_____、_____等五种类型。

3. 过敏性紫癜直接免疫荧光显示早期皮损处血管壁有_____、_____和_____沉积。

4. 过敏性紫癜诊断的必要条件是_____和_____。

四、简答题

1. 简述过敏性紫癜和皮肤小血管炎临床表现的异同。

2. 简述结节性红斑的临床表现。

【参／考／答／案】

一、选择题

【A 型题】

1. C　　2. E　　3. B　　4. E　　5. C

6. D　　7. E　　8. D　　9. A　　10. B

【B 型题】

11. D　　12. D　　13. A　　14. C

【X 型题】

15. ABCDE　　16. ABCDE　　17. ABCE

18. ABCDE

1. C【解析】过敏性紫癜发病机制为Ⅲ型变态反应,抗原与抗体结合形成的免疫复合物在血管壁沉积,激活补体,导致毛细血管及小血管管壁及周围形成炎症。

2. E【解析】过敏性紫癜的实验室检查可表现为发病初期血沉增快,嗜酸性粒细胞升高,血小板计数及出凝血时间多正常。

8. D【解析】青斑性血管炎多与血栓形成有关,故治疗以抗凝和溶纤为主。

9. A【解析】结节性红斑是发生于皮下脂肪小叶间隔的炎症性疾病,间隔性脂膜炎为其病理特征。

10. B【解析】IgA 在血管壁沉积是过敏性紫癜在免疫荧光方面鉴别于其他血管炎的重要依据。

16. ABCDE【解析】过敏性紫癜病因复杂,与发病有关的有细菌(如溶血性链球菌)、病毒(流感病毒)、食物(鱼虾鸡蛋)、药物(巴比妥、抗生素、水杨酸等),恶性肿瘤、自身免疫性疾病。

17. ABCE【解析】与过敏性紫癜相似,但有血栓形成特别是中性粒细胞浸润和核尘(核破碎)的程度更重。

二、名词解释

1. 血管性皮肤病:一类发生于皮肤动脉、静脉和毛细血管的疾病,就病变性质而言,有血管炎症、栓塞、功能障碍和血液成分异常等。

2. 结节性红斑:发生于皮下脂肪小叶间隔的炎症性疾病,典型表现为小腿伸侧的红色结节和斑块。

3. **过敏性紫癜**：又称亨－许紫癜,是一种 IgA 抗体介导的变态反应性毛细血管和细小血管炎,其特征为非血小板减少性紫癜,可伴有关节痛、腹痛和肾脏病变。

三、填空题

1. 过敏性血管炎　白细胞碎裂性血管炎　变应性血管炎

2. 单纯型　关节型　腹型　肾型　混合型

3. IgG　IgM　C3

4. 多发于下肢的可触及的紫癜　无血小板减少和出凝血异常

四、简答题

1. 简述过敏性紫癜和皮肤小血管炎临床表现的异同。

答 过敏性紫癜皮损多为发于下肢的皮肤紫癜,常为可触及的紫癜、丘疹、瘀点、瘀斑,可伴有关节痛、腹痛和肾脏病变。皮肤小血管炎皮损呈多形性,除了紫癜,还可出现血疱、溃疡、坏死及表浅小结节。皮损区可伴有轻微瘙痒,溃疡、结节处多有疼痛。

2. 简述结节性红斑的临床表现。

答 (1)好发于中青年,女性多见。

(2)好发于小腿伸侧,亦可发生于大腿与上肢伸侧甚至面部。

(3)皮损特点:①红色结节,直径 1～5cm,数个至数十个;②对称散在分布,不融合;③皮损局部温度升高;④患者自觉皮损处疼痛和压痛;⑤经数周自行消退后可再发。

(4)可伴有低至中度发热、乏力及关节肌肉疼痛等。

(5)病程特点:数周(3～6周)可自行消退,不留痕迹。

(霍文耀)

第 23 章　嗜中性皮肤病

【学/习/要/点】

一、掌握

1. 白塞病的诊断标准。
2. 急性发热性嗜中性皮病的临床表现。
3. 坏疽性脓皮病的概念。

二、熟悉

1. 白塞病、急性发热性嗜中性皮病、坏疽性脓皮病的病因、实验室检查及治疗。
2. 急性发热性嗜中性皮病、坏疽性脓皮病的诊断标准。

【应/试/考/题】

一、选择题

【A/型/题】

1. 白塞病临床表现为　　　　　（　　）
   A. 好发于老年人,重症者多为男性
   B. 好发部位为眼、耳、鼻部及生殖器
   C. 眼部损害以视网膜血管炎最为常见
   D. 皮损针刺反应阴性
   E. 口腔溃疡多为首发症状

2. 白塞病诊断的必要条件是　　　（　　）
   A. 复发性口腔溃疡
   B. 复发性生殖器溃疡
   C. 眼部损害如葡萄膜炎等
   D. 针刺反应阳性
   E. 皮肤的红斑结节

3. 可检出抗口腔黏膜抗体的疾病是（　　）
   A. 过敏性紫癜　　　B. 结节性红斑
   C. 白塞病　　　　　D. 皮肤小血管炎
   E. 口腔扁平苔藓

4. 白塞病的组织病理学特点为　（　　）
   A. 间隔性脂膜炎　　B. 血管炎
   C. 毛囊角化　　　　D. 皮肤萎缩
   E. 小叶性脂膜炎

5. 嗜中性皮肤病是以下列哪种细胞异常
   活化为特征的皮肤病　　　　（　　）
   A. 红细胞　　　　　B. 血小板
   C. 嗜酸性粒细胞　　D. 中性粒细胞
   E. 嗜碱性粒细胞

6. 白塞病最常见的症状是　　　（　　）
   A. 口腔溃疡　　　　B. 结膜溃疡
   C. 生殖器溃疡　　　D. 皮肤损害
   E. 关节疼痛

7. 与急性发热性嗜中性皮病的发病最相关的因素是 （ ）

A. 过敏 B. 妊娠

C. 肿瘤 D. 药物

E. 感染

8. 白塞病"特殊类型"的主要表现不包括 （ ）

A. 肠损害

B. 中或大血管受累

C. 神经系统及骨髓受累

D. 复发性口腔溃疡

E. 心、肺、肾受累

9. 急性发热性嗜中性皮病的治疗首选 （ ）

A. 解热镇痛类药物

B. 抗感染药

C. 糖皮质激素类药物

D. 免疫抑制剂

E. 抗组胺药

【B/型/题】

（10～11题共用备选答案）

A. 口腔溃疡

B. 生殖器溃疡

C. 眼损害

D. 浸润性疼痛性红色斑块或结节

E. 溃疡

10. Sweet 病的典型皮损是 （ ）

11. 白塞病和 Sweet 病共同的临床表现是 （ ）

（12～13题共用备选答案）

A. 核破碎

B. 中性粒细胞浸润为主

C. 血管壁增厚

D. 真皮浅层水肿

E. 淋巴细胞浸润为主

12. 白塞病的晚期病理表现为血管周围以 （ ）

13. 急性发热性嗜中性皮病的病理主要表现为血管周围以 （ ）

【X/型/题】

14. 下列关于急性发热性嗜中性皮病的描述,正确的是 （ ）

A. 多对称分布于四肢和颈面部

B. 好发于中年女性,夏季多见

C. 可出现发热、关节痛、眼结膜炎及肾损害表现等

D. 皮损经 1～2 个月后可自行消退,但易复发

E. 易伴发恶性肿瘤

15. 白塞病,可沉积于病变处血管壁的是 （ ）

A. IgM B. IgG

C. IgA D. IgE

E. C3

16. 急性发热性嗜中性皮病诊断的主要标准包括 （ ）

A. 急性发作的疼痛性红色斑块或结节

B. 发热 >38℃

C. 对系统糖皮质激素或碘化钾治疗反应好

D. 组织病理学表现为致密的嗜中性粒细胞浸润,但无白细胞破碎性血管炎证据

E. 伴有潜在的血液系统或内脏肿瘤

二、名词解释

1. Behcet disease

2. Sweet disease

三、填空题

1. 坏疽型脓皮病可分为 _____、_____、_____和_____等四个亚型。

2. 典型的白塞病可表现为 _____、_____、_____和_____。

3. 坏疽型脓皮病是以 _____和 _____为主要表现的非感染性嗜中性皮病。其溃疡型溃疡愈合后形成_____瘢痕。

四、简答题

1. 简述白塞病的诊断标准。

2. 简述 Sweet 病的诊断标准。

【参／考／答／案】

一、选择题

【A 型题】

1. E　　2. A　　3. C　　4. B　　5. D
6. A　　7. E　　8. D　　9. C

【B 型题】

10. D　　11. A　　12. E　　13. B

【X 型题】

14. ABCD　　15. ABE　　16. AD

1. E【解析】白塞病多发于中青年,好发部位为眼、口腔、生殖器及关节,针刺试验阳性。眼部损害以葡萄膜炎最为常见。

2. A【解析】复发性口腔溃疡为白塞病诊断的必要条件,且口腔溃疡每年至少发作 3 次。

4. B【解析】白塞病的组织病理学基本改变为血管炎,大小血管均可受累。早期表现为白细胞破碎性血管炎,晚期表现为淋巴细胞浸润为主的血管炎。

5. D【解析】嗜中性皮肤病是一组以中性粒细胞异常活化为特征的皮肤病,组织病理学表现为大量中性粒细胞浸润但无感染症状。

6. A【解析】白塞病最常见的首发症状为口

腔溃疡,发生率为 98%,其次为生殖器溃疡,发生率约为 80%,再次为皮肤损害,发生率为 60% ~ 80%,然后为眼损害,发生率约为 50%。

7. E【解析】急性发热性嗜中性皮病的发病与感染密切相关,多数发病前有上呼吸道感染史。

8. D【解析】白塞病"特殊类型"无口腔溃疡症状,主要表现为肠、中或大血管、神经系统及骨髓受累的损害。

9. C【解析】急性发热性嗜中性皮病的治疗以糖皮质激素为首选,以控制发热为剂量标准。

14. ABCD【解析】急性发热性嗜中性皮病伴有血液系统恶性肿瘤的患者有更高黏膜损害发生率,并不是易伴发恶性肿瘤。

二、名词解释

1. 白塞病:又称之为白塞综合征,或者口－眼－生殖器综合征,是以反复发作的口、眼、生殖器和皮肤损害为特征的细小血管炎。

2. Sweet 病:又称急性发热性嗜中性皮病,是以四肢、面颈部突然出现疼痛性红色结节或斑块伴发热和外周血中性粒细胞增多为特征的皮肤病。

三、填空题

1. 溃疡型　大疱型　脓疱型　增殖型
2. 口腔溃疡　眼损害　生殖器溃疡　皮肤损害
3. 皮肤炎症　溃疡　萎缩性筛状

四、简答题

1. 简述白塞病的诊断标准。

答 符合必要条件:复发性口腔溃疡,每年至少发作3次。同时存在以下4点中的2点即可诊断:①复发性生殖器溃疡;②眼部损害——葡萄膜炎、玻璃体病变或视网膜血管炎等;③皮肤损害——结节性红斑、假性毛囊炎或丘疹脓疱样损害或未接受糖皮质激素治疗者青春期后出现痤疮样结节;④针刺反应阳性。

2. 简述 Sweet 病的诊断标准。

答 符合2项主要标准加上2项次要标准可以诊断。

(1)主要标准:①急性发作的疼痛性红色斑块或结节。②组织病理学表现为真皮中致密的中性粒细胞浸润,但无白细胞破碎性血管炎的证据。

(2)次要标准:①发热 >38℃。②伴有潜在的血液系统或实体肿瘤、炎症性疾病、妊娠、上呼吸道和胃肠道感染或疫苗接种史。③对系统糖皮质激素或碘化钾治疗反应好。④发病初有以下3项实验室检测异常:ESR >20mm/h,CRP升高,WBC $>8 \times 10^9$/L,N >70%。

(贺爱娟)

第 24 章　皮肤附属器疾病

【学/习/要/点】

一、掌握

痤疮、脂溢性皮炎、酒渣鼻、斑秃的临床表现、诊断和治疗。

二、熟悉

雄激素性脱发的临床表现。

【应/试/考/题】

一、选择题

【A/型/题】

1. 致使痤疮发病的因素不包括　（　　）
　　A. 雄激素诱导的皮脂大量分泌
　　B. 马拉色菌的定植与感染
　　C. 痤疮丙酸杆菌感染
　　D. 免疫炎症反应
　　E. 毛囊皮脂腺开口处过度角化

2. 痤疮常见皮损不包括　（　　）
　　A. 脓疱　　　　　B. 丘疹
　　C. 结节　　　　　D. 囊肿
　　E. 痂

3. 下列关于痤疮临床表现的描述，错误的是　（　　）
　　A. 婴儿可患该病
　　B. 部分患者可有疼痛
　　C. 痤疮可分为 4 级

　　D. 部分患者可形成窦道和瘢痕
　　E. 聚合性痤疮多见于青年女性

4. 痤疮最开始出现的皮损是　（　　）
　　A. 瘢痕　　　　　B. 囊肿
　　C. 粉刺　　　　　D. 风团
　　E. 结节

5. 痤疮一般不发生在　（　　）
　　A. 面颊、额部　　　B. 背部
　　C. 小腿内侧　　　　D. 胸部
　　E. 肩部

6. 患者，女，26 岁，妊娠 10 周。1 个月前面颊部逐渐出现与毛囊一致的圆锥形丘疹，部分顶端有小脓疱，皮脂溢出明显，无自觉症状。对于该患者最不宜选用的药物是　（　　）
　　A. 红霉素软膏　　　B. 壬二酸
　　C. 莫匹罗星软膏　　D. 异维 A 酸
　　E. 甲泼尼龙

7. 脂溢性皮炎临床表现为　　（　　）

A. 部分患者可有渗出

B. 好发于皮脂溢出部位,如头、腹、臀部等

C. 好发于15～30岁的青年男女

D. 颜面受累时常与酒渣鼻伴发

E. 一般无明显瘙痒

8. 脂溢性皮炎的外用药物治疗原则不包括　　　　　　　　（　　）

A. 去脂　　　　　B. 保湿

C. 消炎　　　　　D. 杀菌

E. 止痒

9. 与脂溢性皮炎发病明显相关的微生物是　　　　　　　　（　　）

A. 痤疮丙酸杆菌

B. 金黄色葡萄球菌

C. 马拉色菌

D. 蠕形螨

E. 表皮葡萄球菌

10. 下列关于酒渣鼻的描述,错误的是

（　　）

A. 本病大多数为中年人,女性较多

B. 可分为4型

C. 该病病情严重者常是男性

D. 可予甲硝唑治疗

E. 可予糖皮质激素治疗

11. 眉毛、睫毛、腋毛、阴毛和全身毳毛全部脱落,称为　　　　　（　　）

A. 雄激素性脱发　B. 普秃

C. 头癣　　　　　D. 全秃

E. 脂溢性皮炎

12. 斑秃恢复期是在患者发病后　（　　）

A. 1～2个月　　　B. 3～4个月

C. 4～6个月　　　D. 6～12个月

E. 12～24个月

13. 痤疮患者病情突然加重,并出现发热、关节痛、贫血等全身症状,应命名为

（　　）

A. 暴发性痤疮　　B. 聚合性痤疮

C. 迟发性痤疮　　D. 泛发性痤疮

E. 药物性痤疮

14. 下列关于雄激素性秃发临床表现的描述,正确的是　　　　　（　　）

A. 是一种瘢痕型秃发

B. 发病突然

C. 女性症状明显

D. 多无自觉症状

E. 达英－35治疗效果好

15. 发生在头皮的脂溢性皮炎分为（　　）

A. 鳞屑型和肥厚型

B. 油腻型和结痂型

C. 鳞屑型和结痂型

D. 红斑型和鳞屑型

E. 寻常型和脓疱型

16. 糖皮质激素一般不用于治疗　（　　）

A. 暴发性痤疮　　B. 聚合性痤疮

C. 寻常痤疮　　　D. 斑秃

E. 脂溢性红皮病

【B型题】

(17～18题共用备选答案)

A. 婴儿　　　　　B. 儿童

C. 青少年　　　　D. 妊娠妇女

E. 中年

17. 痤疮的好发人群是　　　　　（　　）

18. 酒渣鼻的好发人群是　　　　（　　）

(19～20题共用备选答案)

A. 进展期　　　　B. 恢复期

C. 静止期　　　　D. 全秃期

E. 退行期

19. 斑秃患者脱发区边缘头发松动、易拔出,是斑秃的 （ ）
20. 斑秃患者有新毛发长出,是斑秃的 （ ）

（21~22 题共用备选答案）

A. 寻常痤疮　　B. 脂溢性皮炎
C. 酒渣鼻　　　D. 斑秃
E. 脓疱疮

21. 抗生素不用于治疗 （ ）
22. 最适合使用糖皮质激素的是 （ ）

（23~24 题共用备选答案）

A. 表现为严重结节、囊肿、窦道及瘢痕,好发于男性青年
B. 少数患者病情突然加重,并出现发热、关节痛、贫血等全身症状
C. 雄激素、糖皮质激素、卤素等所致的以炎性皮损为主要表现的痤疮样损害
D. 婴儿期由于母体雄激素在胎儿阶段进入体内
E. 与月经周期密切相关

23. 药物性痤疮表现为 （ ）
24. 聚合性痤疮表现为 （ ）

（25~26 题共用备选答案）

A. 鼻部、两颊、前额、下颌等部位对称性红斑
B. 毗邻者倾向融合形成环形、多环形或地图状,表面覆有油腻性细碎鳞屑
C. 红斑基础上出现针头至绿豆大小丘疹、脓疱、结节
D. 鼻部皮脂腺及结缔组织增生
E. 初发损害为与毛囊一致的圆锥形丘疹

25. 酒渣鼻红斑毛细血管扩张型表现为 （ ）
26. 酒渣鼻丘疹脓疱型表现为 （ ）

【X 型题】

27. 痤疮可累及的皮肤附属器有 （ ）

A. 皮脂腺　　　B. 毛发
C. 毛囊　　　　D. 汗腺
E. 甲

28. 异维 A 酸治疗痤疮的作用表现在 （ ）

A. 减少皮脂分泌
B. 控制异常角化
C. 改善毛囊厌氧环境
D. 抗炎
E. 抑制瘢痕形成

二、名词解释

1. acne
2. rosacea
3. androgenetic alopecia（AGA）

三、填空题

1. 痤疮的治疗原则为_____、_____、_____、_____和_____。
2. 酒渣鼻可分为四型,分别是_____、_____、_____和_____。
3. 斑秃按病期可分为三期,分别是_____、_____、_____。
4. 脂溢性皮炎头皮损害主要有两种类型,分别是_____和_____。
5. 斑秃轻拉试验_____;雄激素性秃发拉发试验_____。

四、简答题

1. 简述痤疮的分级。
2. 简述斑秃的临床表现。

【参/考/答/案】

一、选择题

【A 型题】

1. B	2. E	3. E	4. C	5. C
6. D	7. A	8. B	9. C	10. E
11. B	12. B	13. A	14. D	15. C
16. C				

【B 型题】

17. C	18. E	19. A	20. B	21. D
22. D	23. C	24. A	25. A	26. C

【X 型题】

27. AC　　　　28. ABCDE

1. B【解析】痤疮的发病主要与雄激素及皮脂增生、痤疮丙酸杆菌感染、免疫炎症反应和毛囊皮脂腺开口处过度角化等四大因素相关,而与马拉色菌的定植与感染无关,马拉色菌的定植与感染与脂溢性皮炎有关。

2. E【解析】脓疱、丘疹、结节、囊肿、瘢痕等皮损均常见于痤疮,而痂是由皮损中的浆液、脓液、血液与脱落组织、药物等混合干涸后凝结而成,不是痤疮的常见皮损。

3. E【解析】聚合性痤疮可形成严重结节、囊肿、窦道和瘢痕,好发于青年男性,青年女性较少见。

4. C【解析】寻痤疮最早出现的皮损多为粉刺,如开放性粉刺和闭合性粉刺。

6. D【解析】考虑该孕妇患痤疮。异维A酸可以致畸,是妊娠的绝对禁忌,最不宜选用。

7. A【解析】脂溢性皮炎可发生于各年龄阶段,好发于皮脂溢出部位,如头、面、胸及背部等,初发皮损为毛囊性丘疹,渐扩大融合成暗红色或黄红色,被覆油腻鳞屑或痂,可出现渗出,伴有不同程度瘙痒,颜面受累时常与痤疮伴发。

9. C【解析】脂溢性皮炎病因尚不清楚,研究发现与马拉色菌等的定植与感染有关。痤疮丙酸杆菌是寻常痤疮的病因之一。金黄色葡萄球菌可为脓疱疮的病因之一。蠕形螨是螨虫性皮炎的病因。表皮葡萄球菌为条件致病菌。

10. E【解析】酒渣鼻大多数为中年人,女性较多,但病情严重者常是男性。本病可分为三期。可予甲硝唑制剂外涂杀灭毛囊虫,避免使用糖皮质激素制剂。

11. B【解析】头发全部脱落,严重者眉毛、腋毛、阴毛和全身毳毛全部脱落者,称为普秃。

12. B【解析】斑秃大多数患者在脱发静止3~4个月后进入恢复期。

14. D【解析】雄激素性秃发是一种非瘢痕性秃发,多见于男性,女性症状较轻,一般无自觉症状,脱发的进程一般很慢,其程度因人而异。可用非那雄胺治疗,达英－35用于治疗痤疮。

16. C【解析】寻常痤疮一般不用糖皮质激素治疗,严重结节型痤疮、聚合性痤疮、囊肿型痤疮的炎症期和爆发性痤疮可以使用小剂量糖皮质激素。糖皮质激素为治疗斑秃的常用药物。脂溢性红皮病无禁忌证,可短期使用中、小剂量糖皮质激素治疗。

二、名词解释

1. 痤疮:一种累及毛囊皮脂腺的慢性炎症

性疾病,具有一定的损容性。各年龄段人群均可患病,但以青少年发病率为高。

2. 玫瑰痤疮(酒渣鼻):一种发生在颜面中部,以皮肤潮红、毛细血管扩张及丘疹、脓疱为主要表现的慢性皮肤病。

3. 雄激素性脱发:一种具有遗传因素参与的且依赖雄激素作用的特征性秃发,主要表现为毛囊微小化和毛发进行性减少的非瘢痕性秃发,男女均可患病。

三、填空题

1. 去脂　溶解角质　杀菌　消炎　调节激素水平
2. 红斑毛细血管扩张型　丘疹脓疱型鼻赘型　眼型
3. 进展期　静止期　恢复期
4. 鳞屑型　结痂型
5. 阳性　阴性

四、简答题

1. 简述痤疮的分级。

答　Ⅰ级(轻度):仅有粉刺。

Ⅱ级(轻至中度):有粉刺、炎性丘疹。

Ⅲ级(中度):有粉刺、炎性丘疹、脓疱。

Ⅳ级(重度):有粉刺、炎性丘疹、脓疱以及结节、囊肿、瘢痕。

2. 简述斑秃的临床表现。

答　(1)发病年龄:任何年龄,但以青壮年多见。

(2)典型表现:头皮突然出现的圆形或椭圆形、直径 1～10cm、数目不等、边界清楚的脱发区,患处皮肤光滑,无炎症、鳞屑和瘢痕。

(3)其他表现:2%～44%患者可出现甲受累。

(4)分期:进展期——脱发区边缘头发松动(轻拉试验阳性),损害继续扩大,数目增多,脱发区可互相融合成不规则的斑片。静止期——脱发斑边缘的头发不再松动。恢复期(静止 3～4 个月后)——有细软色浅的新毛发长出,最后完全恢复正常。

(5)特殊类型:全秃——头发全部脱失;普秃——头发全部脱失,眉毛、睫毛、腋毛、阴毛和全身毳毛全部脱失。

(6)病程及预后:多数可再生;本病可复发;全秃、普秃病程可持续数月至数年。脱发广泛性与本病愈后密切相关,脱发范围越广,病程越长,再生可能性越小。

(孙东生)

第25章　色素性皮肤病

【学/习/要/点】

一、掌握

1. 白癜风、黄褐斑的临床表现、诊断及鉴别诊断。
2. 白癜风的治疗。

二、熟悉

1. 雀斑和黄褐斑的病因、诊断和治疗原则。
2. 雀斑、太田痣的临床表现。

【应/试/考/题】

一、选择题

【A/型/题】

1. 皮肤的颜色主要取决于　　　（　　）
   A. 胡萝卜素　　　B. 还原血红蛋白
   C. 角质层的厚薄　　D. 黑素
   E. 颗粒层的厚薄

2. 白癜风典型的皮损为　　　（　　）
   A. 色素脱失斑，呈乳白色
   B. 境界不清的色素减退斑，表面有细碎鳞屑
   C. 可找到真菌的圆形浅色斑
   D. 摩擦后白斑周围皮肤充血，白斑本身不发红
   E. 局限性色素减退斑

3. 治疗黄褐斑的药物不包括　　　（　　）
   A. 2%～5%氢醌
   B. 0.25%～10%维A酸
   C. 15%～20%壬二酸
   D. 4%曲酸
   E. 超氧化物歧化酶

4. 白癜风可能涉及的发病机制不包括
   　　　　　　　　　　　　　　（　　）
   A. 妊娠
   B. 自身免疫
   C. 黑素细胞自毁学说
   D. 神经化学因子学说
   E. 遗传学说

5. 下列关于白癜风的描述，正确的是（　　）
   A. 是一种先天性色素脱失性皮肤病
   B. 肤色深的人群发病率较高
   C. 是一种后天性色素沉着性皮肤病

D. 我国人群患病率约 5%

E. 男性发病率较高

6. 下列关于黄褐斑的描述,错误的是(　　)

A. 好发于中青年女性

B. 男性也可发生

C. 春夏季减轻,秋冬季加重

D. 皮损常呈对称分布

E. 皮损边界清楚

7. 与季节无明显关系的皮肤病是 (　　)

A. 雀斑　　　　B. 黄褐斑

C. 白癜风　　　D. 寻常型银屑病

E. 太田痣

8. 白癜风进展期易出现 (　　)

A. 皮肤萎缩　　B. 同形反应

C. 充血性红斑　D. 色素沉着

E. 细小鳞屑

9. 黄褐斑致病因素不包括 (　　)

A. 口服避孕药　B. 妊娠

C. 甲亢　　　　D. 缺铁

E. 化妆品

10. 白癜风典型皮损处的组织病理学特点是 (　　)

A. 真皮浅层大量中性粒细胞浸润

B. 周围黑素细胞明显减小

C. 多巴染色阳性

D. 真皮浅层无淋巴细胞浸润

E. 黑素细胞及黑素颗粒完全缺失

11. 黄褐斑皮损处 (　　)

A. 黑素减少

B. 无黑素细胞的增殖

C. 真皮上部可见炎症浸润

D. 黑素无增加

E. 黑素形成抑制

【B型题】

(12~15 题共用备选答案)

A. 皮损按皮节分布

B. 皮损分布于 2 个或以上黏膜部位

C. 非节段型分布的单片皮损

D. 皮损局限于面部和肢体远端

E. 白斑面积 >50%

12. 混合型白癜风可表现为 (　　)

13. 节段型白癜风可表现为 (　　)

14. 黏膜型白癜风可表现为 (　　)

15. 未定型类白癜风可表现为 (　　)

(16~17 题共用备选答案)

A. 复方熊果苷乳膏

B. 盐酸氮芥

C. 0.025%~0.1% 维 A 酸

D. 糖皮质激素

E. SOD

16. 抑制酪氨酸酶活性,减少色素产生的药物是 (　　)

17. 抑制和清除氧自由基,减少黑素产生的药物是 (　　)

【X型题】

18. 白癜风进展期可出现 (　　)

A. 白斑可向正常皮肤移行

B. 同形反应

C. 损害边缘色素增加

D. 局部出现水肿性红斑

E. 硬化、肥厚

19. 应与白癜风鉴别的疾病是 (　　)

A. 贫血痣

B. 无色素痣

C. 炎症后色素减退

D. 单纯糠疹

E. 花斑糠疹

20. 下列关于白癜风使用糖皮质激素治疗的描述,正确的是 (　　)

A. 口服糖皮质激素见效后,应立即停用

B. 长期局部使用应注意不良反应

C. 系统使用仅适用于进展期患者

D. 幼儿宜选用弱效至中效

E. 外用范围应小于体表面积的20%

_____患者。

2. 太田痣依据黑素细胞的分布可分为_____、_____和_____。

二、名词解释

1. vitiligo

2. nevus of Ota

四、简答题

1. 简述白癜风的分型及各型的特点。

2. 简述白癜风、黄褐斑、雀斑、太田痣的组织病理学特点。

三、填空题

1. 移植疗法适用于白癜风_____和

【参/考/答/案】

一、选择题

【A型题】

1. D	2. A	3. B	4. A	5. B
6. C	7. E	8. B	9. D	10. E
11. B				

【B型题】

12. E	13. A	14. B	15. C	16. A
17. E				

【X型题】

18. AB	19. ABCDE	20. BCD

1. D【解析】正常皮肤的颜色主要由皮肤内色素(主要是皮肤黑素)的含量、皮肤的厚薄(主要是角质层和颗粒层的厚薄)决定。

3. B【解析】黄褐斑治疗可用0.025% ~ 0.1%维A酸。

5. B【解析】白癜风是一种后天性色素脱失性皮肤病,我国人群患病率为0.56%,男女患病率大致相同。

6. C【解析】黄褐斑常在春夏季加重,秋冬季则减轻。

7. E【解析】雀斑、黄褐斑常在春夏季加重,秋冬季减轻。部分白癜风患者有明显季节性,一般春末夏初病情发展加重,冬季缓解。寻常型银屑病多数患者冬季复发或者加重,夏季缓解。太田痣无明显季节性。

10. E【解析】白癜风组织病理学特点:典型白斑处表皮黑素细胞和色素颗粒完全缺失,多巴染色阴性。进展期皮损边缘真皮浅层可有淋巴细胞浸润。

11. B【解析】黄褐斑组织病理学特点:表皮基底层、棘层黑素形成活跃,黑素增加,但无黑素细胞的增殖;真皮上部可见游离的黑素颗粒或被嗜黑素细胞所吞噬,无炎症细胞浸润。

20. BCD【解析】治疗白癜风口服糖皮质激素见效后,应缓慢逐渐减量,以防止疾病反复。糖皮质激素外用范围应小于体表面积的10%。

二、名词解释

1. 白癜风:一种获得性皮肤黏膜色素脱失性疾病,表现为局部或泛发性色素脱失。

2. 太田痣:又称眼上颚部褐青色痣,表现为眼、上颌三叉神经分布区域的蓝灰色或灰褐色斑片。

三、填空题

1. 稳定期　节段型未分类
2. 浅在型　深在型　弥漫型

四、简答题

1. 简述白癜风的分型及各型的特点。

答　见下表。

白癜风的分型及各型的特点

	白斑分布范围
节段型白癜风	多数——沿某一皮神经节段单侧分布,完全或部分匹配皮肤节段 少数——双侧或同侧多节段分布
非节段型白癜风	散发型——白斑≥2 片,面积为 1 ~ 3 级 泛发型——白斑面积为 4 级,即 >50% 体表面积 面肢端型——白斑局限于头面、手足(最好发于指趾远端和面部口腔周围) 黏膜型——白斑分布≥2 个黏膜部位
混合型白癜风	节段型和非节段型特点并存
未定类型白癜风	单片皮损呈非节段分布,面积小于体表面积的 1%

2. 简述白癜风、黄褐斑、雀斑、太田痣的组织病理学特点。

答　见下表。

白癜风、黄褐斑、雀斑、太田痣的组织病理学特点

	组织病理学特点
白癜风	表皮黑素细胞和色素颗粒完全缺失 Dopa(或 Melan – A)染色阴性 进展期皮损边缘真皮浅层可有淋巴细胞浸润
黄褐斑	表皮基底层、棘层黑素形成活跃,黑素增加,但无黑素细胞的增殖 真皮上部可见游离的黑素颗粒或被嗜黑素细胞所吞噬,无炎症细胞浸润
雀斑	表皮基底层黑素细胞体较大,数量未见增多,树枝状突起明显 基底细胞内黑素颗粒数量增多
太田痣	真皮乳头和网状层上部可见梭形或树状黑素细胞聚集,含大量色素颗粒 依据黑素细胞分布分为:浅在型——色素细胞位于真皮浅层;深在型——色素细胞位于真皮深层;弥漫型——色素细胞位于真皮全层

(孙东生)

第26章　遗传性皮肤病

【学/习/要/点】

一、掌握

鱼鳞病、毛周角化病、遗传性掌跖角化病的定义、临床表现。

二、熟悉

1.遗传性皮肤病的分类和研究方法。
2.鱼鳞病、毛周角化病、掌跖角化病的病因、诊断和鉴别诊断。
3.遗传性大疱性表皮松解症、家族性慢性良性天疱疮的临床表现。
4.各种遗传性皮肤病的治疗。

【应/试/考/题】

一、选择题

【A/型/题】

1.遗传性皮肤病不包括　　　（　　）
A.常染色体显性遗传
B.常染色体隐性遗传
C.线粒体病
D.染色体病
E.获得性大疱性表皮松解症

2.鱼鳞病最常见的临床类型是　（　　）
A.寻常型鱼鳞病
B.性连锁鱼鳞病
C.板层状鱼鳞病
D.先天性大疱性鱼鳞病样红皮病
E.先天性非大疱性鱼鳞病样红皮病

3.寻常型鱼鳞病的发病机制为　（　　）
A.类固醇硫酸酯酶的基因缺失或突变
B.丝聚合蛋白减少（缺失）、转录后调控异常，致病基因定位于1q21.3
C.谷氨酰胺转移酶1基因突变、缺失、插入
D.角蛋白1和角蛋白10基因突变
E.由多个基因（TGM1基因、12-R脂氧合酶基因、脂氧合酶3基因、鳞蛋白基因）突变引起

4.可伴有角膜点状混浊、隐睾的鱼鳞病是　　　　　　　　（　　）
A.寻常型鱼鳞病
B.性连锁鱼鳞病
C.板层状鱼鳞病
D.先天性大疱性鱼鳞病样红皮病
E.先天性非大疱性鱼鳞病样红皮病

5. 下列与编码Ⅶ型胶原基因突变有关的疾病是　　　　　　　（　　）
  A. 单纯型大疱性表皮松解症
  B. 交界型大疱性表皮松解症
  C. 大疱性类天疱疮
  D. 获得性大疱性表皮松解症
  E. 营养不良型大疱性表皮松解症

6. 水疱位于透明层内的是　　　　（　　）
  A. 单纯型大疱性表皮松解症
  B. 交界型大疱性表皮松解症
  C. 营养不良型大疱性表皮松解症
  D. 寻常型天疱疮
  E. 大疱性类天疱疮

7. 与毛周角化病的发病无关的是　（　　）
  A. 常染色体显性遗传
  B. 维生素 A 缺乏
  C. 代谢障碍
  D. 内分泌异常
  E. X 染色体显性遗传

8. 家族性良性慢性天疱疮的临床表现为
　　　　　　　　　　　　　　　（　　）
  A. 尼氏征阴性　　　B. 自觉瘙痒
  C. 无黏膜受累　　　D. 常有全身症状
  E. 愈后遗留瘢痕

9. 下列关于寻常型鱼鳞病的描述,错误的是　　　　　　　　　　　（　　）
  A. 常染色体隐性遗传
  B. 幼年发病,皮损冬重夏轻
  C. 通常无自觉症状
  D. 常伴有掌跖角化
  E. 淡褐色或者黑褐色菱形或多角形鳞屑

10. 下列关于性连锁鱼鳞病的描述,正确的是　　　　　　　　　　（　　）
  A. 系性连锁显性遗传
  B. 此病仅见于女性
  C. 随年龄而改善
  D. 掌跖一般无角化过度
  E. 躯干腹侧受累最严重

11. 下列关于板层状鱼鳞病的描述,错误的是　　　　　　　　　　（　　）
  A. 系常染色体隐性遗传
  B. 体表犹如盔甲
  C. 呈"豪猪"样外观
  D. 常伴掌跖角化、皲裂
  E. 皮损以肢体屈侧皱褶部位和外阴为重

12. 下列关于先天性非大疱性鱼鳞病样红皮病的描述,错误的是　　（　　）
  A. 常染色体隐性遗传
  B. 皮损大多数在青春期后趋于加重
  C. 出生时全身皮肤紧张、潮红,覆有细碎鳞屑
  D. 可见睑外翻
  E. 可伴有斑秃和甲营养不良

13. 遗传性掌跖角化病与获得性掌跖角化病的鉴别要点是　　　　　（　　）
  A. 皮损特点
  B. 指甲的改变
  C. 发病年龄及家族史
  D. 组织病理学检查
  E. 是否伴有掌跖多汗

14. 下列关于遗传性掌跖角化病的描述,正确的是　　　　　　　　（　　）
  A. 有两种临床类型
  B. 一定伴有掌跖多汗
  C. 都在婴儿期发病
  D. 少数可累及手足背及肘膝部
  E. 为 X 染色体隐性遗传

15. 下列关于毛周角化病临床表现的描述,错误的是　　　　　　　（　　）
  A. 皮损为针尖至粟粒大小丘疹
  B. 皮损内含卷曲毛发
  C. 好发于上臂及大腿伸侧
  D. 冬重夏轻
  E. 一般随年龄增长而加重

16. 毛周角化病又称为　　　　　（　　）
  A. 扁平苔藓　　　B. 瘰疬性苔藓
  C. 小棘苔藓　　　D. 毛发角化病
  E. 毛发红糠疹

17. 下列关于营养不良型大疱性表皮松解症的描述,错误的是 （　　）
   A. 常染色体显性遗传
   B. 常染色体隐性遗传
   C. 可发生于体表任何部位,常以肢端最为严重
   D. 常在出生时即出现水疱,位置较深
   E. 预后出现萎缩性瘢痕

18. 下列关于家族性良性慢性天疱疮的描述,正确的是 （　　）
   A. 系一种少见的常染色隐性遗传病
   B. 外用抗生素对部分患者有效
   C. 好发于腋窝、肛周和腹股沟
   D. 直接免疫荧光检查阳性
   E. 致病基因为 AAGAB

19. 用维A酸类药治疗无效的疾病是 （　　）
   A. 遗传性大疱性表皮松解症
   B. 弥漫性掌跖角化病
   C. 点状掌跖角化病
   D. 毛周角化病
   E. 寻常型鱼鳞病

【B/型/题】

(20～22 题共用备选答案)
   A. 类固醇硫酸酯酶的基因缺失或突变
   B. 丝聚合蛋白减少(缺失)、转录后调控异常,致病基因定位于1q21.3
   C. 谷氨酰胺转移酶1基因突变、缺失、插入
   D. 角蛋白1和角蛋白10基因突变
   E. 多个基因(TGM1基因、12-R脂氧合酶基因、脂氧合酶3基因、鳞蛋白基因)突变

20. 先天性非大疱性鱼鳞病样红皮病发病机制为 （　　）

21. 板层状鱼鳞病发病机制为 （　　）
22. 性连锁鱼鳞病发病机制为 （　　）
   (23～24 题共用备选答案)
   A. 常染色体显性遗传
   B. 常染色体隐性遗传
   C. 性连锁遗传
   D. 染色体病
   E. 线粒体病

23. 交界型大疱性表皮松解症为 （　　）
24. 先天性非大疱性鱼鳞病样红皮病为 （　　）

【X/型/题】

25. 应与毛周角化病鉴别的疾病有 （　　）
   A. 小棘苔藓　　　B. 雀斑
   C. 毛发红糠疹　　D. 毛囊炎
   E. 维生素A缺乏症

26. 下列关于家族性良性慢性天疱疮的描述,正确的是 （　　）
   A. 尼氏症阳性
   B. 常染色体隐性遗传
   C. 反复发作可呈现颗粒状赘生物
   D. 自觉瘙痒和灼热,有腥臭味
   E. 不累及黏膜

27. 遗传性皮肤病的研究方法包括 （　　）
   A. 遗传流行病学研究
   B. 分离分析
   C. 连锁分析
   D. 突变筛查
   E. 全基因组外显子测序

28. 单基因遗传性皮肤病包括 （　　）
   A. 常染色体显性遗传
   B. 常染色体隐性遗传
   C. 性连锁遗传
   D. 染色体病
   E. 线粒体病

二、名词解释

1. ichthyosis

2. epidermolysis bullosa（EB）

三、填空题

1. 鱼鳞病治疗以外用药为主，以_____、_____、_____为原则。

2. 遗传性掌跖角化病常见的两种类型是_____和_____。

3. 家族性良性慢性天疱疮，又称_____病。

四、简答题

1. 简述鱼鳞病、毛周角化病、遗传性掌跖角化病、遗传性大疱性表皮松解症、家族性良性慢性天疱疮的遗传类型。

2. 简述鱼鳞病组织病理学特点。

【参/考/答/案】

一、选择题

【A 型题】

1. E	2. A	3. B	4. B	5. E
6. B	7. E	8. B	9. A	10. D
11. C	12. B	13. C	14. D	15. E
16. D	17. E	18. B	19. A	

【B 型题】

| 20. E | 21. C | 22. A | 23. B | 24. B |

【X 型题】

| 25. ACE | 26. ACD | 27. ABCDE |
| 28. ABC | | |

1. E【解析】获得性大疱性表皮松解症为自身免疫性疾病，非遗传性疾病。

5. E【解析】单纯型大疱性表皮松解症（EBS）由角蛋白 5 和（或）角蛋白 14 编码基因突变所致；交界型大疱性表皮松解症（JEB）由 BP180（BPAG2，ⅩⅦ型胶原）或板层素 5 编码基因突变所致；营养不良型大疱性表皮松解症（DEB）由Ⅶ型胶原（COL7A1）编码基因突变所致。

6. B【解析】交界型大疱性表皮松解症（JEB）水疱位于透明层内；单纯型大疱

性表皮松解症（EBS）水疱位于表皮内；营养不良型大疱性表皮松解症（DEB）水疱位于致密板下方。

8. B【解析】家族性良性慢性天疱疮尼氏征阳性，少数可有黏膜受累，多数无全身症状，愈后不留瘢痕。

9. A【解析】寻常型鱼鳞病是常染色体隐性遗传病。

10. D【解析】性连锁鱼鳞病为性连锁隐性遗传病，男女均可发病，一般出生时或生后不久即发病，不随年龄改善。皮损以面部两侧、颈、头皮受累最严重。

11. C【解析】"豪猪"样外观是先天性大疱性鱼鳞病样红皮病的表现。

12. B【解析】先天性非大疱性鱼鳞病样红皮病皮损大多数在青春期后趋于好转。

13. C【解析】获得性掌跖角化病，成年期发病，无明显家族史，少数为特发性，多数为系统疾病或药物引起。遗传性掌跖角化病为常染色体显性遗传或常染色体隐性遗传病，可在婴儿期发病，有家族史。

14. D【解析】遗传性掌跖角化病为常染色体遗传病，有许多临床类型，常见的有弥漫性掌跖角化病和点状掌跖角化病 2 种。弥漫性掌跖角化病常在婴儿期发病，点状掌跖角化病多在青少年期或20岁以后发病。点状掌跖角化病可不伴发多汗。

15. E【解析】毛周角化病常于儿童期发病，青春期加重，成年期缓解。

16. D【解析】毛周角化病又称为毛发角化病、毛发苔藓。

17. E【解析】营养不良型大疱性表皮松解症愈合后留有明显瘢痕。交界型大疱性表皮松解症愈合后出现萎缩性瘢痕。

18. B【解析】家族性良性慢性天疱疮为常染色显性遗传病，皮损好发于颈项部、腋窝和腹股沟，少数发生在肛门、乳房下、肘窝和躯干。直接免疫荧光检查阴性。致病基因为编码一种新型钙离子泵的基因 ATP2C1。AAGAB 为点状掌跖角化病突变基因。

19. A【解析】维 A 酸类药有促进上皮细胞增生、分化、角质溶解等作用，不用于治疗以水疱、血疱为主要皮损表现的遗传性大疱性表皮松解症。

25. ACE【解析】毛周角化病皮损主要表现为伴有角栓的毛囊性丘疹，应与小棘苔藓、毛发红糠疹、维生素 A 缺乏症、毛囊炎相鉴别，三者均为毛囊性丘疹

改变。毛囊炎皮损初起也表现为毛囊性丘疹，但主要为局限于毛囊口的化脓性炎症，易分辨，一般不需与毛周角化病相鉴别。雀斑皮损为色素沉着性斑，不需与毛周角化病相鉴别。

二、名词解释

1. 鱼鳞病：以皮肤干燥并伴片状鱼鳞样固着性鳞屑为特征的角化异常性遗传性皮肤病。

2. 大疱性表皮松解症：轻微物理损伤引起的，以水疱（血疱）形成为特征的遗传性皮肤病。

三、填空题

1. 温和　保湿　轻度剥脱
2. 弥漫型掌跖角化病　点状掌跖角化病
3. Hailey - Hailey

四、简答题

1. 简述鱼鳞病、毛周角化病、遗传性掌跖角化病、遗传性大疱性表皮松解症、家族性良性慢性天疱疮的遗传类型。

答　见下表。

几种遗传性皮肤病的遗传类型

		遗传类型
鱼鳞病	寻常型鱼鳞病	常染色体显性遗传
	性连锁鱼鳞病	性连锁隐性遗传
	板层状鱼鳞病	常染色体隐性遗传
	先天性大疱性鱼鳞病样红皮病	常染色体显性遗传
	先天性非大疱性鱼鳞病样红皮病	常染色体隐性遗传
毛周角化病	可能与常染色体显性遗传有关	
遗传性掌跖角化病	常染色体显性遗传或常染色体隐性遗传	

（续表）

		遗传类型
遗传性大疱性表皮松解症	单纯型大疱性表皮松解症（EBS）	常染色体显性遗传
	交界型大疱性表皮松解症（JEB）	常染色体隐性遗传
	营养不良型大疱性表皮松解症（DEB）	常染色体显性遗传或常染色体隐性遗传
家族性良性慢性天疱疮	常染色体显性遗传	

2. 简述鱼鳞病组织病理学特点。

答 见下表。

鱼鳞病组织病理学特点

	组织病理学特点
寻常型鱼鳞病	中度板层状角化过度,伴颗粒层减少或缺如;皮脂腺和汗腺缩小并减少
性连锁鱼鳞病	致密的角化过度,颗粒层正常或增厚,表皮突显著,血管周围有淋巴细胞浸润
板层状鱼鳞病	明显的角化过度,轻度棘层肥厚,颗粒层正常或轻度增厚,表皮可呈乳头瘤状增生伴银屑病样表现
先天性大疱性鱼鳞病样红皮病	角化过度和棘层肥厚,颗粒层内含有粗大颗粒,颗粒层及棘层上部有网状空泡化,表皮内可见水疱,真皮浅层少许炎症细胞浸润
先天性非大疱性鱼鳞病样红皮病	角化过度,伴有轻度角化不全和棘层肥厚,真皮浅层淋巴细胞浸润

（孙东生）

第27章　营养与代谢障碍性皮肤病

【学/习/要/点】

一、掌握

肠病性肢端皮炎、原发性皮肤淀粉样变、黄瘤病的概念、临床症状、诊断标准及治疗。

二、熟悉

原发性皮肤淀粉样变、黄瘤病的病因、发病机制和组织病理学表现。

【应/试/考/题】

一、选择题

【A/型/题】

1. 下列关于肠病性肢端皮炎的描述,错误的是　　　　　　（　　）
   A. 早期皮损为红斑基础上的群集水疱
   B. 尼氏征阳性
   C. 可逐渐融合成边界清楚的鳞屑性暗红斑
   D. 愈后无瘢痕和萎缩
   E. 90%可出现腹泻

2. 下列关于原发性皮肤淀粉样变的描述,错误的是　　　　　　（　　）
   A. 苔藓状——最好发于胫前皮肤
   B. 苔藓状——瘙痒剧烈
   C. 斑状——最常见于背部肩胛间区
   D. 斑状——皮疹为褐色、蓝色色素沉着斑,呈网状或波纹状

   E. 是淀粉样蛋白沉积于正常皮肤和脏器中所致

3. 下列关于黄瘤病的描述,错误的是（　　　　）
   A. 结节性黄瘤多合并脂代谢异常
   B. 扁平黄瘤皮损为稍隆起的扁平黄色斑块
   C. 发疹性黄瘤皮损直径多为1～4cm
   D. 结节性黄瘤可有瘙痒或压痛
   E. 黄瘤退行期皮损有成纤维细胞增生

4. 肠病性肢端皮炎多缺乏微量元素（　　　　）
   A. 钠　　　　　　　B. 钾
   C. 铜　　　　　　　D. 锌
   E. 镁

【B/型/题】

(5～6题共用备选答案)
   A. 黄瘤病　　　　　B. 皮肤卟啉病
   C. 原发性淀粉样变　D. 肠病性肢端皮炎
   E. 维生素缺乏症

5. 可出现毛发和甲损害的疾病为 （　　）

6. 与脂蛋白代谢障碍相关的疾病为 （　　）

（7~8 题共用备选答案）

A. 苔藓状淀粉样变

B. 斑状淀粉样变

C. 肠病性肢端皮炎

D. 黄瘤病

E. 皮肤卟啉症

7. 好发于中年以上女性,皮疹为灰色、蓝色或褐色的色素沉着斑呈网状或波纹状,可无自觉症状或仅有轻度瘙痒。考虑为 （　　）

8. 好发于男性,表现为芝麻至绿豆大小的半球形、圆锥形或多角形丘疹。质硬,正常肤色或淡红色,部分丘疹可密集分布,丘疹顶端可见苔藓样变、角化过度和少许鳞屑,自觉剧烈瘙痒。考虑为 （　　）

【X/型/题】

9. 肠病性肢端皮炎,临床表现包括（　　）

A. 腔口周围皮炎　　B. 脱发

C. 腹泻　　　　　　D. 营养不良

E. 痴呆

10. 可引起脂质代谢障碍导致黄瘤病的疾病有 （　　）

A. 糖尿病　　　　　B. 肺癌

C. 骨髓瘤　　　　　D. 淋巴瘤

E. 甲状腺功能减退症

二、名词解释

1. acrodermatitis enteropathica

2. primary cutaneous amyloidosis

3. xanthomatosis

三、填空题

1. 肠病性肢端皮炎多累及_____和_____。

2. 原发性皮肤淀粉样变最为常见的类型是_____、_____,这两种皮损同时存在称为_____。

3. 黄瘤病可分为_____和_____,前者又可分为_____和_____,其中_____有不同程度的血脂代谢障碍及系统表现,_____常为散发,一般无血脂代谢障碍及系统表现。

四、简答题

1. 简述原发性皮肤淀粉样变的临床表现。

2. 简述肠病性肢端皮炎的诊断依据。

【参/考/答/案】

一、选择题

【A 型题】

1. B　　2. E　　3. D　　4. D

【B 型题】

5. D　　6. A　　7. B　　8. A

【X 型题】

9. ABCD　　10. ACDE

1. B【解析】肠病性肢端皮炎尼氏征阴性。

2. E【解析】原发性皮肤淀粉样变淀粉样蛋白沉积于正常皮肤而不累及其他脏器。

3. D【解析】结节性黄瘤一般无自觉症状,发疹性黄瘤可有瘙痒或压痛。

9. ABCD【解析】肠病性肢端皮炎是一种与锌缺乏有关的遗传性代谢性疾病，以肢端及腔口周围皮炎、脱发、腹泻和感情淡漠为临床特征。烟酸缺乏症严重者可出现痴呆。

10. ACDE【解析】继发性黄瘤病指由其他疾病引起血脂代谢障碍和血脂增高所致的黄瘤病，如糖尿病、甲状腺功能减退症、库欣综合征、肝肾疾病、系统性红斑狼疮、骨髓瘤、过量饮酒、淋巴瘤等引起血脂异常。

二、名词解释

1. 肠病性肢端皮炎：一种主要表现为皮肤损害、腹泻、毛发和甲损害的与锌缺乏相关的遗传代谢性疾病。

2. 原发性皮肤淀粉样变：一种淀粉样蛋白沉积于正常的皮肤组织中而不累及其他器官的慢性皮肤病。

3. 黄瘤病：一种皮损表现为黄色斑片、丘疹或结节的伴有全身性质代谢异常的皮肤病，由含有脂质的组织细胞和巨噬细胞局限性聚集于皮肤或肌腱所致。

三、填空题

1. 口腔周围　骨突起部位

2. 苔藓状淀粉样变　斑状淀粉样变
混合型（双相型）皮肤淀粉样变

3. 原发性黄瘤病　继发性黄瘤病　家族性
非家族性　家族性　非家族性

四、简答题

1. 简述原发性皮肤淀粉样变的临床表现。

答 见下表。

原发性皮肤淀粉样变的临床表现

	好发人群	好发部位	皮损特点
苔藓状淀粉样变	中年人，男性多见	双侧胫前（也可发生于臂外侧、腰背部）	早期——针尖大小褐色斑点，散在分布 后期——半球形、圆锥形、多角形丘疹，密集成片但不融合 小腿、上背部——沿皮纹方向呈念珠状排列
斑状淀粉样变	中年以上女性	肩胛区（也可累及躯干和四肢）	褐色、蓝色色素沉着斑，呈网状或波纹状

2. 简述肠病性肢端皮炎的诊断依据。

答 （1）发病人群：断奶前后婴幼儿，平均发病年龄为9个月。

（2）典型临床表现：皮肤损害、腹泻、毛发和甲损害。

（3）血清锌 <9.18μmol/L。

（孙东生）

第 28 章　皮肤肿瘤

【学/习/要/点】

一、掌握

各种良性皮肤肿瘤、癌前期皮肤病、恶性皮肤肿瘤的临床表现及诊断要点。

二、熟悉

各种良性皮肤肿瘤、癌前期皮肤病和恶性皮肤肿瘤的病理学特点及治疗。

【应/试/考/题】

一、选择题

【A/型/题】

1. 组织病理学上,一般位于表皮－真皮交界处的痣细胞多属于　　(　　)
   A. 透明痣细胞
   B. 上皮样痣细胞
   C. 淋巴细胞样痣细胞
   D. 纤维样痣细胞
   E. 复合痣痣细胞

2. 为先天性毛细血管畸形的良性皮肤肿瘤是　　(　　)
   A. 鲜红斑痣　　　B. 血管瘤
   C. 海绵状血管瘤　　D. 汗管瘤
   E. 痣细胞痣

3. 血管瘤的治疗不包括　　(　　)
   A. 等待自行消退
   B. 脉冲染料激光治疗
   C. 西罗莫司

D. 普萘洛尔
E. 糖皮质激素

4. 下列关于脂溢性角化病的描述,错误的是　　(　　)
   A. 通常难以自然消退
   B. 容易恶变
   C. 好发于颜面、手背等外
   D. 为浅褐色的扁平丘疹
   E. 为老年人最常见的良性表皮增生性肿瘤

5. 瘢痕疙瘩最好发于　　(　　)
   A. 颈部　　　　　　B. 四肢
   C. 肩部　　　　　　D. 耳部
   E. 上胸及胸骨前区

6. 下列关于汗管瘤的描述,错误的是(　　)
   A. 多累及青年女性
   B. 多为单侧分布
   C. 常无自觉症状
   D. 病程慢,很少自行消退
   E. 发生于女阴则可伴剧痒

7. 光化性角化病不经治疗部分可发展为

（　　）

　　A. 基底细胞癌　　B. 鳞癌

　　C. 外毛根鞘　　　D. 非黑素瘤

　　E. 组织细胞增生症

8. Bowen 病提示侵袭性生长可能的表现为

（　　）

　　A. 病变缓慢增大

　　B. 溃疡形成

　　C. 病变出血

　　D. 皮疹呈不规则结节

　　E. 出现肉芽状湿润面

9. Bowen 病患者可演变为鳞癌的概率为

（　　）

　　A. 3%　　　　　　B. 5%

　　C. 10%　　　　　D. 20%

　　E. 50%

10. Bowen 病好发部位是　　　（　　）

　　A. 颜面、头颈及四肢远端

　　B. 腹部

　　C. 背部

　　D. 臀部

　　E. 胸部

11. 下列关于 Paget 病的描述，错误的是

（　　）

　　A. 起源于顶泌汗腺和乳腺导管

　　B. 临床表现为湿疹样皮损

　　C. 其特点为表皮内大而淡染的异常
　　　　细胞

　　D. 不侵犯结缔组织

　　E. 可扩展到表皮内

12. 基底细胞癌最理想的治疗方式（　　）

　　A. 反射疗法

　　B. 电烧灼

　　C. 手术切除及切除后植皮

　　D. 激光治疗

　　E. 冷冻

13. DLE 慢性角化明显的损害晚期可继发

（　　）

　　A. 细菌感染　　　B. 鳞状细胞癌

　　C. 黑色素瘤　　　D. 基底细胞瘤

　　E. 瘢痕疙瘩

14. 鳞状细胞癌典型的皮损经过为（　　）

　　A. 红斑→溃疡→边缘隆起→附近淋巴
　　　　结转移

　　B. 红斑→溃疡→卫星状小结节→易
　　　　出血

　　C. 红色小结节→乳头瘤状肿块→中央
　　　　溃疡→易坏死、出血

　　D. 红色小结节→大的表面粗糙结节→
　　　　压痛→附近淋巴结转移

　　E. 红斑→红色斑块→颗粒状或肉芽状
　　　　湿润面→很少出血

15. Paget 病的临床表现类似于　　（　　）

　　A. 生殖器疱疹　　B. 盘状红斑狼疮

　　C. 湿疹　　　　　D. 扁平苔藓

　　E. 蕈样肉芽肿

16. 可出现红皮病样外观的皮肤肿瘤是

（　　）

　　A. 日光角化病　　B. 蕈样肉芽肿

　　C. 恶性黑色素瘤　D. 脂溢性角化病

　　E. Paget 病

17. 下列疾病属于良性皮肤肿瘤的是（　　）

　　A. 基底细胞上皮瘤

　　B. Paget 病

　　C. Bowen 病

　　D. 蕈样肉芽肿

　　E. 皮肤纤维瘤

18. Bowen 病最有效的治疗方法为（　　）

　　A. 紫外线疗法　　B. 发射疗法

　　C. 电烧灼　　　　D. 手术切除

　　E. 冷冻或激光治疗

19. 我国最常见的黑素瘤是　　　（　　）
    A. 未定类黑素瘤
    B. 结节性黑素瘤
    C. 表浅扩散性黑素瘤
    D. 恶性雀斑痣样黑素瘤
    E. 肢端雀斑痣样黑素瘤

20. 下列关于肢端雀斑痣样黑素瘤的描述,错误的是　　　　（　　）
    A. 占亚洲人黑素瘤的 50%
    B. 好发于掌跖、甲及甲周区
    C. 多由肢端雀斑样痣发展而来
    D. 进展慢,不转移
    E. 存活率低,易转移和形成溃疡

【B 型题】

(21～22 题共用备选答案)
    A. Bowen 病
    B. Paget 病
    C. 基底细胞癌
    D. 鳞状细胞癌
    E. 原发性皮肤 T 细胞淋巴瘤

21. 组织病理学可见角化不全、角化不良、棘层肥厚,表皮突增宽的是　（　　）
22. 组织病理学瘤细胞团块中央可见角化性区域的是　　　　（　　）

(23～25 题共用备选答案)
    A. Bowen 病
    B. Paget 病
    C. 基底细胞癌
    D. 蕈样肉芽肿
    E. 结节性黑素瘤

23. 发生于皮肤或黏膜的表皮内鳞癌是　　　　　　　（　　）
24. 好发于曝光部位,特别是颜面部的是　　　　　　（　　）
25. 组织病理学检查可见 Pautrier 微脓肿的是　　　　　　（　　）

【X 型题】

26. 下列关于老年性角化病的描述,正确的是　　　　　　（　　）
    A. 又名日光性角化病、光化性角化病
    B. 是老年人的生理性变化
    C. 好发于掌跖部
    D. 是癌前期病变
    E. 又名脂溢性角化病

27. 下列关于脂溢性角化病的描述,错误的是　　　　　（　　）
    A. 好发于口腔黏膜、手掌和足底
    B. 皮肤镜可确诊
    C. 常有家族史
    D. 常见于老年人
    E. 可能与日晒、慢性炎症刺激有关

28. 下列关于皮脂腺痣的描述,正确的是　　　　　（　　）
    A. 常见头部脱发斑
    B. 可发生基底细胞癌
    C. 可发生汗管瘤
    D. 组织病理见大量成熟或近于成熟的皮脂腺和表皮呈乳头瘤样增生
    E. 到青春期消失

29. 下列关于肥厚性瘢痕的描述,正确的是　　　　　（　　）
    A. 有疼痛和瘙痒
    B. 和瘢痕疙瘩是同义词
    C. 有自然消退倾向
    D. 和皮肤纤维瘤是同一种疾病
    E. 不扩大到原有的创伤范围以外

30. 下列关于 Bowen 病的描述,正确的是　　　　　（　　）
    A. 常常发生内脏转移
    B. 可演变为鳞状细胞癌
    C. 与长期接触砷剂或日光暴晒有关
    D. 损害好发于颜面、躯干及四肢远端
    E. 是一种腺导管癌

31. 下列关于 Paget 病的描述,正确的是
（　　）
　　A. 乳房以外的部位不发生
　　B. 男人也可发生
　　C. 多发生于中年以上妇女
　　D. 是癌前期病变
　　E. 好发于单侧乳房和乳晕部
32. 发病与砷剂有关的皮肤肿瘤有（　　）
　　A. Bowen 病
　　B. Paget 病
　　C. 基底细胞上皮瘤
　　D. 鳞状细胞癌
　　E. 原发性皮肤 T 细胞淋巴瘤
33. 发病与日晒（或紫外线照射）有关的皮肤肿瘤有（　　）
　　A. Bowen 病
　　B. 黑素瘤
　　C. 基底细胞癌
　　D. 鳞状细胞癌
　　E. 原发性皮肤 T 细胞淋巴瘤

二、名词解释
1. infantile hemangioma（IH）

2. keloid
3. milium

三、填空题
1. 基底细胞癌在临床上常分为 _____、_____、_____、_____ 和 _____ 等五型。
2. 原发性皮肤 T 细胞淋巴瘤在临床上可分为 _____、_____、_____ 等三期。
3. 皮肤恶性黑色素瘤可分为 _____、_____、_____ 和 _____ 等四型。
4. 光化性角化病皮损发生部位多有明显的日光晒伤,主要表现为 _____、_____、_____ 和 _____。
5. Paget 病可分为 _____ 和 _____ 两种。

四、简答题
1. 简述 Paget 病的临床分型及其各自的表现。
2. 简述基底细胞癌的临床分型及表现。

【参/考/答/案】

一、选择题

【A 型题】
1. A　2. A　3. C　4. B　5. E
6. B　7. D　8. B　9. B　10. A
11. D　12. C　13. B　14. C　15. C
16. B　17. E　18. D　19. E　20. D

【B 型题】
21. A　22. C　23. A　24. C　25. D

【X 型题】
26. AD　27. AC　28. ABCD
29. ACE　30. BCD　31. BCE
32. AD　33. ABCD

1. A【解析】透明痣细胞一般位于表皮－真皮交界处,上皮样痣细胞位于真皮上部,淋巴细胞样痣细胞一般位于真皮中部,纤维样痣细胞位于真皮下部,复合痣痣细胞位于表皮和真皮内。
2. A【解析】先天性血管畸形包括鲜红斑痣

(毛细血管畸形)及静脉畸形(海绵状血管瘤)。

3. C【解析】西罗莫司是一种新型免疫抑制剂,原来是用于接受肾移植的患者,预防器官排斥,近年来发现它可以用于治疗血管畸形,一般不用于治疗血管瘤。

4. B【解析】脂溢性角化病呈良性经过,极少恶变。

5. E【解析】瘢痕疙瘩好发于上胸及胸骨前区,也可见于颈、肩、耳、下肢等。

6. B【解析】汗管瘤多为对称分布,偶见单侧分布。

7. D【解析】光化性角化病未经治疗部分患者可发展为非黑素细胞性皮肤肿瘤,通常不发生转移。

8. B【解析】Bowen 病出现溃疡则提示侵袭性生长。

10. A【解析】Bowen 病好发于日光暴露部位如颜面、头颈及四肢远端。

11. D【解析】Paget 病多认为起源于乳腺导管及顶泌汗腺导管开口部原位癌,最终可侵入结缔组织,向上可扩展到表皮内,可出现鳞屑性红斑或斑块,常伴湿疹化,其病理表现以表皮内有大而淡染的异常细胞。

15. C【解析】Paget 病包括乳房 Paget 病和乳房外 Paget 病均可出现红斑或斑块,常有湿疹样改变。

16. B【解析】原发性皮肤 T 细胞淋巴瘤中蕈样肉芽肿是最常见的一种类型,可出现副银屑病及红斑,红皮病表现为鳞屑性红斑。

20. D【解析】肢端雀斑痣样黑素瘤进展快,常在短期内增大,发生溃疡和转移,存活率为 11%～15%。

26. AD【解析】老年性角化病是一种病理性变化,好发于头、面、颈、躯干上部、四肢等部位。

27. AC【解析】皮肤脂溢性角化病好发于除口腔黏膜、手掌和足底以外的任何部位,无明显家族史。

29. ACE【解析】肥大性瘢痕皮损仅在原损害的范围之内,生长数月后停止发展,可消退,无蟹足状改变,病理上不易出现粗大玻璃样变的胶原纤维。瘢痕疙瘩需和此病鉴别,不属于纤维皮肤瘤。

30. BCD【解析】Bowen 病是表皮内鳞状细胞癌,一般不发生内脏转移。

31. BCE【解析】Paget 病为皮肤恶性肿瘤,分为乳房及乳房外发病,发生于乳房外可累及两性,在亚洲国家以男性多见,发生于乳房均累及妇女,并好发于单侧乳房和乳晕部。平均发病年龄为55 岁。

二、名词解释

1. 婴儿血管瘤:发生在皮肤和软组织的良性肿瘤,特点是胚胎期血管内皮细胞异常增生。

2. 瘢痕疙瘩:真皮内结缔组织过度增生所致的良性皮肤肿瘤。

3. 粟丘疹:源于表皮或附属器上皮的潴留性囊肿。

三、填空题

1. 结节型　表浅型　硬斑病型　囊肿型Pinkus 纤维上皮瘤型

2. 斑片期　斑块期　肿瘤期

3. 浅表扩散性黑素瘤　结节性黑素瘤肢端雀斑痣样黑素瘤　恶性雀斑痣样黑素瘤

4. 干燥　萎缩　皱缩　毛细血管扩张

5. 乳房 Paget 病　乳房外 Paget 病

四、简答题

1. 简述 Paget 病的临床分型及其各自的表现。

答 见下表。

Paget 病的临床分型及其各自的表现

	乳房 Paget 病	乳房外 Paget 病
好发人群	主要见于妇女（平均发病年龄为 55 岁）	两性均可见
好发部位	单侧乳房和乳晕部	男性阴囊、女性外阴
皮损特点	鳞屑性红斑或斑块，常伴有湿疹化，呈表浅糜烂、渗出或结痂，浸润明显；缓慢向周围扩大，可形成溃疡和乳头回缩	同乳房 Paget 病表现，皮损较大。常有痛痒感
病程特点（伴发症状）	常伴发乳腺癌，可伴腋窝淋巴结转移	或可伴发烧灼感、瘙痒

2. 简述基底细胞癌的临床分型及表现。

答 见下表。

基底细胞癌的临床分型及表现

	好发部位	皮损特点	病程特点（伴发症状）
结节型（最常见）	颜面	初起为灰白色或蜡样小结节，质硬，缓慢增大，出现侵蚀性溃疡（边缘呈珍珠状向内卷曲的隆起）	偶见皮损呈侵袭性扩大，或向深部生长，破坏眼、鼻，甚至穿通颅骨并侵及硬脑膜
表浅型	躯干部	一个或数个境界清楚、轻度浸润性红斑鳞屑性斑片（边缘呈细线状珍珠状），向周围缓慢扩大，表面可见小片表浅性溃疡和结痂	愈后留有光滑萎缩性瘢痕
硬斑病型（罕见）	单发于头面部	扁平或轻度凹陷的黄白色蜡样到硬化性斑块，无隆起性边缘、溃疡及结痂（类似巨行星硬皮病）	进展缓慢
囊肿型	——	透明、圆顶状、蓝灰色囊肿性结节（类似汗腺囊瘤）	——
Pinkus 纤维上皮瘤型	背部	一个或数个高起的结节，中等硬度，表面光滑（类似纤维瘤）	——

（贺爱娟）

第 29 章　性传播疾病

【学/习/要/点】

一、掌握

1. 性传播疾病（STD）的概念。
2. 梅毒、淋病、生殖道衣原体感染、尖锐湿疣、生殖器疱疹和艾滋病的传染途径、临床症状、诊断及治疗方法。

二、熟悉

1. 常见性传播疾病的病原微生物及临床特征。
2. 性传播疾病的流行病学特点与性传播疾病的防治。
3. 梅毒、淋病、生殖道衣原体感染、尖锐湿疣、生殖器疱疹和艾滋病的病因、发病机制及实验室检查。

【应/试/考/题】

一、选择题

【A/型/题】

1. 2013 年《性病防治管理办法》规定的 STD 不包括　　　　　（　　）
   A. 梅毒
   B. 淋病
   C. 软下疳
   D. 生殖道沙眼衣原体感染
   E. 尖锐湿疣

2. 下列性传播疾病不是由病毒引起的是
   　　　　　　　　　　　　（　　）
   A. 尖锐湿疣　　　　B. 生殖器疱疹
   C. 艾滋病　　　　　D. 扁平湿疣
   E. 传染性软疣

3. 晚期先天梅毒的症状多发于　（　　）
   A. 婴儿期　　　　　B. 中年期
   C. 老年期　　　　　D. 儿童及青春期
   E. 妊娠期

4. 晚期胎传先天梅毒的眼病是　（　　）
   A. 基质性角膜炎　　B. 疱疹性角膜炎
   C. 兔眼　　　　　　D. 青光眼
   E. 睑球粘连

5. 患者，男，28 岁。2 周来全身出现散在玫瑰色甲盖大的红斑，累及躯干、四肢掌跖。不痒。肛门附近有半环形排列的湿性丘疹，表面浸渍状。全身淋巴结

肿大。首先应考虑的诊断为　（　）

A.三期梅毒　　　B.多形红斑

C.二期梅毒　　　D.药物疹

E.念珠菌感染

6.胎传梅毒与新生儿通过产道时感染的梅毒主要的区别是　（　）

A.梅毒血清不加热的反应素试验阳性

B.梅毒性斑疹

C.荧光螺旋体抗体吸引试验（FTA－ABS）阳性

D.不发生硬下疳

E.哈钦森三联征

7.成人感染梅毒，早期未发现症状，4年后也未出现心血管和中枢神经等症状，查血梅毒血清反应为阳性，称　（　）

A.二期梅毒　　　B.早期潜伏梅毒

C.三期梅毒　　　D.胎传梅毒

E.晚期潜伏梅毒

8.梅毒治疗的首选药物是　（　）

A.螺旋霉素　　　B.四环素

C.青霉素　　　　D.庆大霉素

E.氯霉素

9.二期梅毒的骨关节损害最常见的是

（　）

A.骨折　　　　　B.骨软骨炎

C.关节强直　　　D.骨髓炎

E.骨膜炎

10.血清固定指梅毒患者规则足量治疗后，血清不转阴时间超过　（　）

A.3个月　　　　B.3年

C.2个月　　　　D.2年

E.4年

11.下列关于一期梅毒的描述，错误的是

（　）

A.一般患者起病前有不洁性交史

B.潜伏期为2～4周

C.硬下疳是主要的表现

D.在硬下疳处取材以暗视野检查可见苍白螺旋体

E.一次梅毒血清试验阴性可排除一期梅毒

12.下列关于三期梅毒症状的描述，错误的是　（　）

A.结节性梅毒疹

B.树胶肿

C.梅毒性长骨骨膜炎

D.梅毒性秃发

E.脑膜血管型神经梅毒

13.梅毒性鼻炎常见于　（　）

A.二期梅毒　　　B.潜伏梅毒

C.早期先天梅毒　D.晚期先天梅毒

E.三期梅毒

14.二期梅毒发生于　（　）

A.感染2～4周后

B.硬下疳消退后1～2周

C.硬下疳出现后1～2周

D.硬下疳消退后3～4周

E.硬下疳出现后3～4周

15.脑脊液检查方法中，神经梅毒的可靠诊断依据是　（　）

A.白细胞计数　　B.蛋白定量

C.PCR　　　　　D.VDRL

E.胶体金试验

16.为了避免出现吉－海反应的情况，驱梅治疗前可　（　）

A.青霉素脱敏

B.肌注苯海拉明

C.青霉素皮试

D.口服马来酸氯苯那敏

E.口服小剂量泼尼松

17.吉－海反应发生可能的原因是（　）

A.青霉素过敏反应

B.输液反应

C.大量螺旋体被杀死而释放出的异种蛋白所致

D.使用青霉素剂量过大所致

E.其他原因引起

18. 女性淋病患者中无明显临床症状或症状轻微者占 （ ）

A.10%　　　　　B.20%

C.30%　　　　　D.40%

E.60%

19. 淋球菌主要被何种细胞吞噬并繁殖 （ ）

A.扁平上皮细胞　B.柱状上皮细胞

C.中性粒细胞　　D.鳞状上皮细胞

E.移行上皮细胞

20. 下列关于淋菌性结膜炎的描述，正确的是 （ ）

A.成人多因自我接种导致，多为双侧受累

B.新生儿多经母亲产道感染，多为双侧受累

C.表现为结膜充血水肿，无脓性分泌物

D.角膜不发生溃疡

E.不会引起失明

21. 下列关于淋菌性附睾炎的描述，错误的是 （ ）

A.多为双侧同时受累

B.可出现发热

C.同侧腹股沟和下腹部有反射性抽痛

D.尿液常浑浊

E.可有阴囊红肿、疼痛

22. 播散性淋病的典型表现是 （ ）

A.结节性红斑

B.紫癜性药疹样改变

C.全身泛发浅在黄白色小脓疱

D.瘀斑基础上坏死性小脓疱

E.虹膜状或靶性红斑

23. 非淋菌性尿道炎的潜伏期一般是（ ）

A.1 周内　　　　B.1～2 周

C.1～3 周　　　　D.3～4 周

E.4～5 周

24. 非淋病性尿道炎的主要病原体是 （ ）

A.厌氧革兰阴性杆菌

B.阴道毛滴虫

C.金黄色葡萄球菌

D.链球菌

E.沙眼衣原体

25. 下列关于女性非淋菌性泌尿生殖道炎临床表现的描述，错误的是 （ ）

A.很多患者无症状，仅表现为白带增多

B.尿道炎可表现主要为尿道口充血、尿频

C.尿道是感染的主要部位

D.围生产期感染能引起新生儿衣原体性结膜炎

E.宫颈水肿、表面肥大性滤疱是宫颈炎特殊的外观

26. 下列关于尖锐湿疣组织病理学特点的描述，错误的是 （ ）

A.可见颗粒层和棘层上部空泡细胞

B.表皮乳头瘤样增生

C.表皮角化不全

D.真皮浅层毛细血管周围无炎症浸润细胞

E.真皮浅层毛细血管扩张

27. 原发性生殖器疱疹的疱疹消退后，残留的病毒可潜伏于 （ ）

A.表皮组织　　　　B.真皮组织

C.末梢神经　　　　D.骶神经节

E.淋巴组织

28. 下列关于生殖器疱疹的描述，正确的是 （ ）

A.妊娠期生殖器疱疹可造成胎儿流产

B.HSV－1 是生殖器疱疹的主要病原体

C.HIV 感染者并发生殖器疱疹病程较短

D. 复发性生殖器疱疹常伴明显的全身症状

E. HSV 存在于患者血液中,主要靠血液传播

29. 下列关于复发性生殖器疱疹临床表现的描述,错误的是　　　　（　　）

　　A. 原发性生殖器疱疹皮损消退后 1~4 月以内复发,复发皮损一般发生在原来部位

　　B. 皮损较原发性生殖器疱疹轻

　　C. 病程一般为 2~3 周

　　D. 患者复发前常有前驱症状

　　E. HIV 感染者临床复发更频繁

30. HIV 主要侵犯人体的细胞类型是（　　）

　　A. CD4$^+$细胞　　　B. CD8$^+$细胞

　　C. CD2$^+$细胞　　　D. CD3$^+$细胞

　　E. CD48$^+$细胞

31. 急性 HIV 感染的表现不包括　（　　）

　　A. 发热、乏力

　　B. 咽痛及全身不适症状

　　C. 头痛、皮损

　　D. 急性多发性神经炎

　　E. 卡波西肉瘤

32. 下列不能灭活 HIV 的方法是　（　　）

　　A. 2% 戊二醛溶液

　　B. 100℃ 高温处理 20 分钟

　　C. 6% 过氧化氢溶液

　　D. 紫外线

　　E. 75% 乙醇

33. 下列关于 HIV 感染者合并真菌感染的描述,错误的是　　　　（　　）

　　A. 鹅口疮常是最早出现的症状

　　B. 浅表真菌感染长较正常人表现轻微

　　C. 有时表现不典型,需真菌镜检和培养

　　D. 隐球菌感染常累及中枢神经系统

　　E. 隐球菌感染皮损为疱疹样皮损

34. 下列关于急性期 HIV 感染的描述,错误的是　　　　（　　）

　　A. 临床症状多为非特异性

　　B. CD8$^+$T 淋巴细胞减少

　　C. 血清抗 HIV 抗体阴性

　　D. 多数患者无任何体征

　　E. P 24 抗体可持续阴性 2~3 个月

35. HIV 感染者在病程中发生皮肤黏膜病变者占　　　　（　　）

　　A. 50%　　　　　　B. 60%

　　C. 70%　　　　　　D. 80%

　　E. 90%

【B/型/题】

(36~37 题共用备选答案)

　　A. HPV-6 或 HPV-11

　　B. HPV-6

　　C. HPV-11

　　D. HPV-16

　　E. HPV-18

36. 与巨大型尖锐湿疣发病相关的是（　　）

37. 90% 以上尖锐湿疣发病相关的是　　　　（　　）

(38~40 题共用备选答案)

　　A. 硬下疳　　　　B. 假性湿疣

　　C. 扁平湿疣　　　D. 梅毒性鼻炎

　　E. 梅毒性树胶肿

38. 一期梅毒标志性临床表现是　（　　）

39. 二期梅毒标志性临床表现是　（　　）

40. 三期梅毒标志性临床表现是　（　　）

(41~45 题共用备选答案)

　　A. 沙眼衣原体

　　B. 肉芽肿荚膜杆菌

　　C. 杜克雷嗜血杆菌

　　D. 加特纳菌

　　E. 单纯疱疹病毒

41. 软下疳的主要病原体是　　（　　）
42. 性病性淋巴肉芽肿的主要病原体是
　　　　　　　　　　　　　　（　　）
43. 细菌性阴道病的主要病原体是（　　）
44. 生殖器疱疹的主要病原体是　（　　）
45. 腹股沟肉芽肿的主要病原体是（　　）

【X型题】

46. 哈钦森三联征包括　　　　　（　　）
　　A. 哈钦森齿　　　B. 神经性耳聋
　　C. 桑葚齿　　　　D. 基质性角膜炎
　　E. 胸锁关节增厚
47. 梅毒神经损害表现有　　　　（　　）
　　A. 无症状神经梅毒
　　B. 梅毒性脑膜炎
　　C. 脑血管梅毒
　　D. 脑膜梅毒
　　E. 树胶肿性神经梅毒
48. 下列关于梅毒性秃发的描述，正确
　　的是　　　　　　　　　　（　　）
　　A. 秃发呈永久性
　　B. 表现为局限性或弥漫型脱发
　　C. 是 TP 破坏毛囊导致供血不足所致
　　D. 呈虫蚀状，头发稀疏，长短不齐
　　E. 只累及短毛
49. 下列关于二期梅毒的描述，正确的有
　　　　　　　　　　　　　　（　　）
　　A. 皮疹呈玫瑰色，全身对称分布
　　B. 全身淋巴结无痛性肿大
　　C. 梅毒血清反应阳性
　　D. 全身瘙痒
　　E. 肛门附近有扁平湿疣
50. 三期梅毒结节性梅毒疹的临床特点
　　包括　　　　　　　　　　（　　）
　　A. 传染性大
　　B. 破坏性大，愈后留疤痕

　　C. 簇集排列的铜红色浸润性结节
　　D. 好发于头面、四肢伸侧
　　E. 自觉症状很轻，但客观症状严重
51. 晚期先天梅毒标志性损害包括（　　）
　　A. 门齿游离缘半月形缺损
　　B. 胸锁关节增厚
　　C. 佩刀胫关节
　　D. 基质性角膜炎
　　E. 眼角膜炎
52. 生殖器疱疹的传染源有　　　（　　）
　　A. 典型患者　　　B. 潜伏期患者
　　C. 无症状排毒者　D. 不典型患者
　　E. 亚临床患者
53. 多数艾滋病患者死亡的直接原因是
　　　　　　　　　　　　　　（　　）
　　A. 肿瘤
　　B. 中枢神经系统感染
　　C. 多器官功能
　　D. 恶病质
　　E. 卡氏肺囊虫肺炎衰竭
54. HIV 感染者的非感染性皮肤损害可表
　　现为　　　　　　　　　　（　　）
　　A. 脂溢性皮炎样皮损
　　B. 鱼鳞病样皮损
　　C. 毛发红糠疹样皮损
　　D. 荨麻疹样皮损
　　E. 银屑病样皮损
55. HIV 感染者患带状疱疹的特点有（　　）
　　A. 累及范围较大
　　B. 可出现水疱、大疱、血疱
　　C. 极易继发细菌感染
　　D. 一般不引起脑炎、肺炎
　　E. 疼痛剧烈

二、名词解释

1. nongonococcal urethritis(NGU)
2. latent syphilis
3. Hutchinson teeth

4. mulberry molars

5. 吉-海反应

6. 血清固定

三、填空题

1. 梅毒破坏性最强的皮损是_____，又称为_____。

2. 晚期先天梅毒的标志性损害包括_____、_____、_____和_____。

3. 生殖器疱疹临床上分为_____、_____和_____三种类型。

4. 艾滋病的传播途径主要有_____、_____和_____。

5. 女性淋病并发症主要为_____。

6. 非淋菌性尿道炎未经治疗可引起 Reiter 综合征，表现为_____、_____和_____三联征。

7. 尖锐湿疣的治疗原则以_____为主。

四、简答题

1. 简述何谓性传播疾病。主要包括哪几种？

2. 梅毒的传染源、梅毒螺旋体存在部位以及传播途径。

3. 简述尖锐湿疣、假性湿疣、阴茎珍珠疹的鉴别要点。

五、论述题

试述淋病的药物治疗及治愈标准。

【参/考/答/案】

一、选择题

【A型题】

1. C	2. D	3. D	4. A	5. C
6. D	7. E	8. C	9. E	10. A
11. E	12. D	13. C	14. D	15. D
16. E	17. C	18. E	19. B	20. B
21. A	22. D	23. C	24. E	25. C
26. D	27. D	28. A	29. C	30. A
31. E	32. D	33. B	34. B	35. E

【B型题】

36. B	37. A	38. A	39. C	40. E
41. C	42. A	43. D	44. E	45. B

【X型题】

46. ABD	47. ABCDE	48. BCD
49. ABCE	50. BCDE	51. ABD
52. ACDE	53. BE	54. ACDE
55. ABDE		

1. C【解析】2013年《性病防治管理办法》规定的 STD 包括淋病、梅毒、尖锐湿疣、生殖道衣原体感染、生殖器疱疹和艾滋病六种。

2. D【解析】扁平湿疣为二期梅毒典型表现，其病原微生物为梅毒螺旋体。

3. D【解析】胎传梅毒又称为先天性梅毒，晚期一般在 5~8 岁发病，13~14 岁相继出现多种表现。

5. C【解析】患者为青年男性，全身出现红斑，考虑为梅毒疹，肛周出现湿性丘疹，考虑为扁平湿疣，结合全身淋巴结肿大，首先考虑诊断为二期梅毒。

7. E【解析】潜伏梅毒无病程 >2 年为晚期潜伏梅毒。

11. E【解析】一期梅毒血清试验早期呈阴性，因此一次梅毒血清试验阴性不可排除一期梅毒。

12. D【解析】梅毒性秃发为二期梅毒的临床表现。

14. D【解析】二期梅毒发生于硬下疳消退

后 3 ~ 4 周(感染 9 ~ 12 周后)。

20. B【解析】淋菌性结膜炎成人多因自我接种导致,多为单侧受累;表现为结膜充血水肿,脓性分泌物较多,严重者出现角膜溃疡,引起角膜穿孔,甚至失明。

21. A【解析】淋菌性附睾炎多为单侧受累。

22. D【解析】播散性淋病主要表现为发热、寒战、全身不适、常在四肢关节附近出现皮损,表现为瘀斑基础上脓疱、血疱和坏死。

25. C【解析】女性非淋菌性泌尿生殖道炎,宫颈是主要的感染部位,仅 25% 的患者出现尿道炎。

28. A【解析】生殖器疱疹主要为 HSV - 2;HIV 感染者并发生殖器疱疹病程长,病情重;初发性生殖器疱疹常伴明显的全身症状;HSV 存在于患者的皮损渗液、宫颈阴道分泌物、前列腺液、精液中,主要靠性接触传播。

29. C【解析】复发性生殖器疱疹病程一般为 7 ~ 10 天。

30. A【解析】HIV 主要侵犯人体的细胞类型是 T 淋巴细胞中的 CD4$^+$细胞。

32. D【解析】紫外线、γ 射线不能灭活 HIV。

34. B【解析】急性期 HIV 感染 CD8$^+$T 淋巴细胞明显增高,可出现 CD4$^+$/CD8$^+$比例倒置。

48. BCD【解析】梅毒性秃发非永久性,及时积极治疗可再生;可累及长毛和短毛。

49. ABCE【解析】二期梅毒梅毒的皮疹多为泛发,一般不瘙痒或轻微症状。

50. BCDE【解析】三期梅毒结节性梅毒疹传染性低。

二、名词解释

1. 非淋菌性尿道炎:通过性接触传染的一种临床上有尿道炎的表现,但尿道分泌物中查不出淋球菌感染的性传播疾病。

2. 潜伏梅毒:凡有梅毒感染史,无临床症状或临床症状已消失,除梅毒血清阳性外,

无任何阳性体征,并且脑脊液检查正常者。

3. 哈钦森齿:门齿游离缘呈半月形缺损,表面宽基底窄,牙齿稀疏,排列不齐。

4. 桑葚齿:第一白齿小、牙尖低、向中间偏斜,形如桑葚。

5. 吉 - 海反应:梅毒患者治疗过程中,因梅毒螺旋体被迅速杀死并释放出大量异性蛋白引起机体发生的急性超敏反应,多在用药后数小时(24 小时内)发生,表现为寒战、发热、头痛、呼吸加快、心动过速等,严重时心血管梅毒患者可发生主动脉破裂。

6. 血清固定:梅毒患者规则足量治疗后,充分随访,非梅毒螺旋体抗体滴度下降至一定程度(一般≤1∶8)即不再下降,而长期维持在低滴度,时间超过 3 个月(甚至终生),排除再感染、神经梅毒、心血管梅毒、生物学假阳性,即成为血清固定。

三、填空题

1. 梅毒树胶肿　梅毒瘤

2. 哈钦森齿　桑葚齿　胸锁关节增厚　基质性角膜炎　神经性耳聋

3. 初发性　复发性　亚临床型

4. 性接触传播　经血液传播　母婴传播

5. 淋菌性盆腔炎

6. 尿道炎　结膜炎　关节炎

7. 局部祛除疣体

四、简答题

1. 简述何谓性传播疾病。主要包括哪几种?

答　性传播疾病(STD)是由性接触、类似性行为及间接接触所感染的一组传染性疾病。它们不仅在泌尿生殖器官上发生病变,还可以通过淋巴系统侵犯泌尿生殖器官所属的淋巴结、皮肤黏膜,甚至通过血行播散侵犯全身重要的组织、器官。

2013 年《性病防治管理办法》规定的性传播疾病包括淋病、梅毒、尖锐湿疣、生殖道

衣原体感染、生殖器疱疹和艾滋病6种。

2. **梅毒的传染源、梅毒螺旋体存在部位以及传播途径。**

答 传染源：梅毒患者(唯一传染源)。

梅毒螺旋体存在部位：患者的皮损处、血液、精液、乳液、唾液等。

传播途径：

(1)性接触。

(2)垂直传播。

(3)其他途径：输血(冷藏3天以内的梅毒患者血液)；少数可通过医源性感染、接吻、握手、哺乳、接触污染衣物(用具)。

3. **简述尖锐湿疣、假性湿疣、阴茎珍珠疹的鉴别要点。**

答 见下表。

尖锐湿疣、假性湿疣、阴茎珍珠状丘疹的鉴别要点

	尖锐湿疣	假性湿疣	阴茎珍珠状丘疹
好发部位	外生殖器及肛门周围皮肤黏膜湿润区	小阴唇内侧，阴道前庭	龟头冠状沟边缘
皮损特点	单个或多个散在淡红色小丘疹，顶端尖锐，后逐渐增大形成疣体(分为有柄形和无柄形——呈乳头状、菜花状、鸡冠状、蕈样状)，疣体表面可糜烂	白色或淡红色小丘疹，表面光滑，对称群集分布	细小圆锥状、排列成单行或多行的、白色或淡红色小丘疹，不融合
自觉症状	少数可有异物感、灼痛、刺痒等	无	无
醋酸白试验	(＋)	(－)	(－)

五、论述题

试述淋病的药物治疗及治愈标准。

答 (1)治愈标准：治疗结束后症状、体征全部消失，1周后淋病奈瑟菌检测呈(－)。

(2)药物治疗：见下表。

淋病的药物治疗

	单次给药	连续给药
淋菌性尿道炎、宫颈炎、直肠炎	任选一种： 1)头孢曲松钠250～1000mg，肌内注射 2)大观霉素2.0g(宫颈炎4.0g)，肌内注射 3)头孢噻肟1g，肌内注射 4)头孢克肟400mg，口服	——
淋菌性咽炎、妊娠期淋病、成人淋菌性眼炎	任选一种： 1)头孢曲松钠250～1000mg，肌内注射 2)头孢噻肟1g，肌内注射	新生儿淋菌性眼炎： 头孢曲松钠25～50mg/d(单次剂量＜125mg)，静脉注射或肌内注射，连续3日
淋菌性盆腔炎、播散型淋病、淋菌性附睾炎、前列腺炎、精囊炎	——	任选一种： 1)头孢曲松钠1.0g/d，静脉注射或肌内注射，连续10日以上 2)大观霉素4.0g/d，分2次肌内注射，连续10日以上

(龙启忠)

全真模拟试题（一）

一、选择题

【A/型/题】

1. 属于继发皮损的是 （   ）
   A. 丘疹　　　　　　B. 风团
   C. 鳞屑　　　　　　D. 结节
   E. 水疱

2. 如皮肤出现红斑、丘疹、水疱、脓疱、风团，无渗液损害时，外治应首选 （   ）
   A. 油剂外敷　　　　B. 溶剂湿敷
   C. 洗剂外洗　　　　D. 软膏外搽
   E. 浸泡剂浸泡

3. 皮肤病在慢性阶段，有浸润肥厚、角化过度时，外治宜选用 （   ）
   A. 水剂　　　　　　B. 粉剂
   C. 软膏　　　　　　D. 油剂
   E. 浸泡剂

4. 单纯疱疹的好发部位是 （   ）
   A. 全身暴露部位　　B. 头面颈部伤
   C. 口腔鼻孔内　　　D. 腰肋部伤寒
   E. 皮肤黏膜交界处

5. 带状疱疹的特征是 （   ）
   A. 皮疹多形性
   B. 红色丘疹，散在分布
   C. 粟粒状丘疹，散在分布
   D. 簇集性水疱呈带状分布
   E. 粟粒状丘疹呈带状分布

6. 治疗疥疮的常用药物是 （   ）
   A. 硫黄软膏　　　　B. 肤轻松软膏
   C. 黄连素软膏　　　D. 三黄洗剂
   E. 青黛膏

7. 预防接触性皮炎的最佳措施是 （   ）
   A. 注意卫生，勤洗澡
   B. 接触患者后肥皂水洗手
   C. 查明病因，避免再次接触刺激物
   D. 注意隔离，防止接触传染
   E. 患者使用的梳子、帽子要消毒

8. 皮损为红色丘疹或斑片，上覆层层白皮，抓去白皮可见点状出血。上述症状属于 （   ）
   A. 头癣的皮损特征
   B. 银屑病的皮损特征
   C. 摄领疮的皮损特征
   D. 玫瑰糠疹的皮损特征
   E. 脂溢性皮炎的皮损特征

9. 接触性皮炎最主要的诊断依据是 （   ）
   A. 皮损为播散性
   B. 皮损边缘常不清楚
   C. 皮疹多形态
   D. 有明显的异物接触史
   E. 皮损边缘清楚，覆有银白色鳞屑

10. 慢性自发性荨麻疹的特点是 （   ）
    A. 伴恶寒、发热，咽喉肿痛，遇热加重
    B. 风团持久不退
    C. 有家族史
    D. 皮损消退后可见毛细血管扩张
    E. 自发性风团和血管性水肿反复发作

11. 患儿，女，7岁。1个多月来头部有一鳞屑斑，逐渐扩大，局部可见断发及白鞘。首先考虑诊断为 （   ）
    A. 银屑病　　　　　B. 脂溢性皮炎
    C. 白癣　　　　　　D. 湿疹
    E. 脓疱疮

12. 患儿,男,5 岁。近日来躯干、四肢、手缝起粟粒大小的丘疹,丘疱疹,剧痒,以夜间为重。查体:上述部位有散在丘疹,丘疱疹,抓痕,血痂,阴囊处可见小结节。首先考虑的诊断为 （ ）

    A. 湿疹   B. 浸淫疮

    C. 疥疮   D. 婴儿湿疹

    E. 漆疮

13. 患者左足足跖部位有一个黄豆大小角化性斑块,表面粗糙,局部可见刺状物,周围有数个角化性小丘疹,有明显的挤压痛。首先考虑诊断为 （ ）

    A. 鸡眼   B. 胼胝

    C. 跖疣   D. 扁平疣

    E. 寻常疣

14. 患儿,女,8 岁。2 周前患化脓性扁桃体炎,高热,经输液治疗已愈,5 天来发现皮肤起疹,瘙痒。查体:躯干、四肢散在点滴状红丘疹,表面覆有鳞屑,点状出血(＋)。首先考虑诊断为（ ）

    A. 药疹   B. 银屑病

    C. 荨麻疹   D. 玫瑰糠疹

    E. 湿疹

15. 患者,男,40 岁。后颈部有红色多角形扁平丘疹,相互融合,阵发性剧烈瘙痒。首先考虑诊断为 （ ）

    A. 荨麻疹   B. 神经性皮炎

    C. 湿疹   D. 皮肤瘙痒症

    E. 玫瑰糠疹

16. 患者,男,22 岁。鼻翼两边见甲盖大红色斑片,红斑上鳞屑,瘙痒一周。首先考虑诊断为 （ ）

    A. 玫瑰糠疹   B. 脂溢性皮炎

    C. 多形红斑   D. 湿疹

    E. 药物性皮炎

17. 患者,男,29 岁。双前臂、双手背红斑基础上散在粟粒大小丘疹、丘疱疹及点状糜烂面,有明显浆液性渗出,边界不清,皮疹对称分布,自觉瘙痒剧烈。首先考虑诊断为 （ ）

    A. 药疹

    B. 慢性单纯性苔藓

    C. 神经性皮炎

    D. 急性湿疹

    E. 脓疱疮

18. 患者,男,27 岁。右前臂可见大片红斑,其上可见针头至粟粒大小丘疱疹,有明显浆液性渗出,诊断为急性湿疹。最为合适的治疗方法是 （ ）

    A. 溶液湿敷   B. 粉剂

    C. 软膏   D. 硬膏

    E. 酊剂

19. 患者,男,66 岁。自觉双下肢胫前皮肤瘙痒 1 年余,以夜间为重,近 2 天来因进食辛辣食物症状加重。查体:双胫前皮肤可见抓痕、血痂,局部皮肤肥厚,苔藓化。首先考虑诊断为 （ ）

    A. 慢性单纯性苔藓

    B. 湿疹

    C. 老年性瘙痒症

    D. 线状苔藓

    E. 寻常性鱼鳞病

20. 患者,男,40 岁。聚餐食入大量鱼虾,同时饮酒,半小时后全身多发鲜红色风团,发生和消退均较快,伴瘙痒、腹痛、呼吸困难。首先考虑诊断为 （ ）

    A. 药疹   B. 急性胰腺炎

    C. 急性荨麻疹   D. 痢疾

    E. 胃肠炎

【B/型/题】

（21~22题共用备选答案）

A.单纯疱疹　　　　B.银屑病

C.带状疱疹　　　　D.脓疱疮

E.湿疹

21.多发生在皮肤黏膜交界处的是（　　）

22.具有较强传染性的是　　　（　　）

（23~24题共用备选答案）

A.1~8个月,平均3个月

B.6个月~5年

C.10周左右

D.2年以上

E.2~10天,平均3~5天

23.淋病的潜伏期为　　　　（　　）

24.尖锐湿疣的潜伏期为　　　（　　）

（25~26题共用备选答案）

A.瘙痒,无原发皮损

B.瘙痒,有红斑、丘疹、糜烂、渗液

C.瘙痒,有苔藓样皮损

D.瘙痒,有风团

E.瘙痒,有红斑,上覆银白色鳞屑

25.瘙痒症的特点是　　　　（　　）

26.慢性单纯性苔藓的特点是　（　　）

（27~28题共用备选答案）

A.下肢红斑结节、疼痛

B.皮损为红斑、水疱,呈虹膜样改变

C.面部红斑呈蝶形

D.面部毛囊性丘疹、黑头粉刺

E.红色风团

27.结节性红斑的特征是　　　（　　）

28.多形红斑的特征是　　　　（　　）

（29~30题共用备选答案）

A.皮疹色鲜红

B.扁平多角形丘疹,融合成片呈苔藓样

C.严重时滋水淋漓

D.皮疹为红色丘疹、丘疱疹、脓疱

E.皮损经搔抓脱屑后基底可见点状出血

29.慢性单纯性苔藓的典型皮损为（　　）

30.银屑病的典型皮损为　　　（　　）

【X/型/题】

31.特应性皮炎的一般防治原则是（　　）

A.避免一切外来刺激

B.避免过度皮肤清洗

C.可外用保湿剂

D.常规预防性使用抗生素

E.常规使用抗组胺药

32.下列关于固定型药疹的描述,正确的是　　　　　　　　（　　）

A.皮损常单发,偶可多发或全身分布

B.每次发病常在同一部位

C.典型皮损为圆形或椭圆形水肿性紫红斑,不会起水疱

D.发作次数越多,皮损越红

E.皮损好发于口腔和生殖器皮肤－黏膜交界处,也可见于身体其他地方

33.常见的荨麻疹发病诱因包括　（　　）

A.食物　　　　　B.药物

C.感染　　　　　D.物理因素

E.动物及植物因素

34.痤疮常见皮损包括　　　　（　　）

A.脓疱　　　　　B.丘疹

C.结节　　　　　D.囊肿

E.痂

35.带状疱疹的临床特点包括　（　　）

A.神经痛

B.多累及肋间神经

C.丘疱疹互相融合

D.全身表现轻微

E.常单侧发生

36. 寻常型银屑病的特征性表现包括(　　)
　　A. 白色鳞屑　　　B. 蜡滴现象
　　C. 薄膜现象　　　D. 同形反应
　　E. 点状出血

37. 由同一病毒引起的病变是　　(　　)
　　A. 单纯疱疹　　　B. 水痘
　　C. 疣　　　　　　D. 带状疱疹
　　E. 手足口病

38. 长期外用糖皮质激素局部可见的不良
　　反应包括　　　　　　　　　(　　)
　　A. 毛细血管扩张　B. 表皮角化
　　C. 色素沉着　　　D. 皮肤萎缩
　　E. 紫癜

39. 长期大量系统用糖皮质激素可见的不
　　良反应包括　　　　　　　　(　　)
　　A. 满月脸、水牛背
　　B. 痤疮及多毛
　　C. 诱发高血压、糖尿病
　　D. 消化道黏膜损害
　　E. 电解质紊乱

40. 痤疮的发病因素主要有　　　(　　)
　　A. 雄激素
　　B. 皮脂分泌增多
　　C. 表皮癣菌
　　D. 毛囊口上皮角化亢进
　　E. 遗传因素

二、名词解释

1. 反跳现象
2. basement membrane zone(BMZ)
3. primary lesion
4. secondary lesion
5. Ramsey - Hunt syndrome
6. Auspitz syndrome
7. Nikolsky sign
8. 皮肤划痕症
9. 表皮通过时间
10. fixed drug eruption

三、填空题

1. 皮肤由 _____、_____ 和
　 _____ 构成；表皮分为 _____、
　 _____、_____、_____、
　 _____。

2. 手足癣临床上可分为 _____、
　 _____ 和 _____ 三型。

3. 体癣的皮损特征为圆形红斑,中央趋于
　 _____,四周皮疹为 _____、
　 _____、_____,边界 _____。

4. 疥疮皮损初起为小米粒大小的 _____
　 _____ 或 _____,并可找到
　 _____。

5. 带状疱疹病程 _____,老年人病程
　 _____。

6. 湿疹根据病程和临床特点一般可分为
　 _____、_____ 和 _____。

7. 疥疮是由 _____ 引起的一种接触
　 传染性皮肤病。

8. 人类乳头瘤病毒引起的皮肤病包括
　 _____、_____、_____、
　 _____ 和 _____ 等。

9. 特应性皮炎根据年龄阶段可分为 _____
　 _____、_____、_____。

10. 银屑病进行期在受针刺、搔抓及外伤
　　时,受伤处可引起 _____ 的发生,
　　称 _____。

四、简答题

1. 简述表皮各层角质形成细胞的形态
　 特征。
2. 简述急性自发性荨麻疹伴有休克、喉头
　 水肿及呼吸困难的处理原则。

五、论述题

试述湿疹治疗外用药物的选择原则。

六、病例分析题

患者，女，36岁。全身潮红、糜烂、脱屑，伴发热3天。1周前因"感冒"在当地医院注射"头孢菌素类"药物治疗，3天前全身皮肤出现红斑、丘疹、水疱、糜烂，皮疹迅速融合，全身皮肤潮红、脱屑，伴发热。既往有磺胺类药物过敏史。查体：T38℃，意识清楚，心、肺、腹未见异常。专科检查：全身皮肤弥漫潮红，糜烂，渗液，脱屑，手足部可见大片表皮剥脱，口唇黏膜潮红肿胀、糜烂。

问题：

1. 请做出初步诊断并给出诊断依据。
2. 简述鉴别诊断。
3. 简述进一步检查。
4. 简述治疗原则。

【参/考/答/案】

一、选择题

【A型题】

1. C	2. C	3. C	4. E	5. D
6. A	7. C	8. B	9. D	10. E
11. C	12. C	13. C	14. A	15. B
16. B	17. D	18. A	19. C	20. C

【B型题】

21. A	22. D	23. E	24. A	25. A
26. C	27. A	28. B	29. B	30. E

【X型题】

31. ABC	32. ABDE	33. ABCDE
34. ABCD	35. ABDE	36. BCE
37. BD	38. ACDE	39. ABCDE
40. ABCDE		

1. C【解析】继发性皮损包括：鳞屑、糜烂、溃疡、痂、抓痕、裂隙、苔藓样变、瘢痕、萎缩、浸渍。

2. C【解析】根据疾病的阶段选择剂型。皮肤炎症在急性阶段，如仅有红斑、丘疹、水疱而无渗液，可用洗剂、粉剂。若有大量渗液或明显红肿，则以溶液湿敷为宜。在亚急性阶段，渗液和糜烂很少，红肿减轻，有鳞屑和结痂，则选用油剂。

5. D【解析】带状疱疹发生不规则的红斑，继而出现多数和成簇的粟粒至绿豆大小的丘疱疹，迅速变为水疱，聚集一处或数处，排列成带状，水疱往往成批发生，簇间隔以正常皮肤。

7. C【解析】接触性皮炎应避免再接触刺激物，如因职业关系，应注意防护，必要时调换工种。治疗期间，不宜用热水或肥皂洗涤局部，禁止用刺激性强的外用药物。

8. B【解析】银屑病皮损初起为红斑、丘疹，逐渐扩大融合成片，边缘清楚，上覆以多层银白色糠秕状鳞屑，轻轻刮去鳞屑，可见一层淡红色发亮的薄膜，称薄膜现象；刮除薄膜后可见小出血点，称为点状出血现象，为本病特征性皮损。

11. C【解析】白癣是多发生在头部的一种癣，以脱白屑，久则毛发折断脱落成秃疮为特征的皮肤癣菌感染性疾病。

19. C【解析】老年性皮肤瘙痒症，瘙痒为主要症状，瘙痒为阵发性，白天轻，夜间重，亦因饮酒、情绪变化、受热、搔抓、摩擦后发作或加重。无原发性皮损，由于连续反复搔抓，可引起抓痕、表皮剥脱和血痂，日久皮肤可出现肥厚、苔藓样变、色素沉着以及湿疹样变。患者常因瘙痒而致失眠或夜寐不安,白天精神不振,甚至影响食欲。

32. ABDE【解析】固定药疹皮损重者红斑上可出现水疱或大疱,黏膜皱褶处易糜烂渗出。

35. ABDE【解析】带状疱疹丘疹、水疱簇状分布而不融合。

二、名词解释

1. 反跳现象:在长期应用糖皮质激素过程中,如不适当的停药或减量过快,可导致原发疾病病情反复或病情加重,称为反跳现象。

2. 基底膜带:位于表皮和真皮之间,由胞膜层、透明层、致密层、致密下层构成的PAS染色为 $0.5 \sim 1.0\mu m$ 的紫红色均质带。可使表皮和真皮紧密连接,有渗透和屏障作用,有许多免疫反应的物质也常出现在此处。

3. 原发性皮损:由皮肤性病的组织病理变化直接产生,对皮肤性病的诊断有重要价值的皮损。包括斑疹和斑片、丘疹、斑块、风团、水疱、大疱、脓疱、结节、囊肿。

4. 继发性皮损:由原发性皮损自然演变而来或因搔抓、治疗不当引起。包括糜烂、溃疡、鳞屑、浸渍、裂隙、瘢痕、萎缩、痂、抓痕及苔藓样变。

5. Ramsey - Hunt 综合征:耳部带状疱疹,膝状神经节受累同时侵犯面神经的运动和感觉纤维,可出现面瘫、耳痛及外耳道疱疹三联征,称为 Ramsey - Hunt 综合征。

6. Auspitz 征:是银屑病的特征性损害,指银屑病的皮损刮去银白色鳞屑后可见淡红色发光半透明薄膜,再刮去此膜则

出现小的出血点,称为点状出血现象,即 Auspitz 征,是为刮破真皮乳头顶部的小血管所致。

7. 尼氏征:对大疱实行压力、牵拉力或摩擦外观正常的皮肤会导致皮肤大疱扩大或表皮剥脱,是由于棘层松解所致,用于鉴别大疱性皮肤病。

8. 皮肤划痕症:亦称人工荨麻疹。表现为一定压力的钝器划过皮肤,数分钟后沿划痕出现条状隆起,伴或不伴有瘙痒,约半小时后自行消退。

9. 表皮通过时间:即表皮更替时间。指从基底细胞移行到角质层表面而脱落所需的时间,基底层移至颗粒层(14 天),再移行至角质层表面并脱落(14 天),共28 天。

10. 固定型药疹:服用相同药物后,皮损常在同一部位出现,称固定型药疹。首次用药,在用药 1 ~ 2 周后常出现皮损,再次用相同药物时,24 小时内皮损常在同一部位复发。

三、填空题

1. 表皮　真皮　皮下组织　基底层　棘层　颗粒层　透明层　角质层

2. 浸渍糜烂型　水疱型　鳞屑角化型

3. 消退　丘疹　丘疱疹　水疱　清楚

4. 丘疹　丘疱疹　隧道

5. 2 ~ 3 周　3 ~ 4 周

6. 急性　亚急性　慢性

7. 疥螨

8. 寻常疣　扁平疣　跖疣　尖锐湿疣　疣状表皮发育不良

9. 婴儿期　儿童期　青年成人期

10. 相同皮疹　同形反应

四、简答题

1. 简述表皮各层角质形成细胞的形态特征。

答 见下表。

表皮各层角质形成细胞的形态特征

分层（由深至浅）	形态特征	特点
基底层	1层立方形或圆柱状细胞构成	又称生发层
棘层	4～8层多角形细胞构成	胞质内有角质小体
颗粒层	1～3层梭形或扁平细胞构成	胞质内可见不规则的透明角质颗粒
透明层	2～3层较扁平细胞构成	仅见于掌跖
角质层	5～20层已经死亡的扁平细胞构成	最厚，胞内细胞器结构消失

2. 简述急性自发性荨麻疹伴有休克、喉头水肿及呼吸困难的处理原则。

答 （1）肾上腺素：0.1%肾上腺素皮下注射或肌肉注射，必要时可重复使用。

（2）糖皮质激素：地塞米松，氢化可的松或甲泼尼龙肌内注射或静脉注射，应避免长期使用。

（3）缓解支气管痉挛：严重时可静脉注射氨茶碱。

（4）解除呼吸受阻、恢复心跳：喉头水肿呼吸受阻——行气管切开术，心跳呼吸骤停——行心肺复苏术。

五、论述题

试述湿疹治疗外用药物的选择原则。

答 见下表。

湿疹的外用药治疗原则

病程不同时期皮损特点	药物剂型选择
急性期无渗液或渗出不多者	糖皮质激素霜剂
急性期渗出多者	3%硼酸溶液（0.1%依沙丫啶溶液）作冷湿敷，渗出减少后用糖皮质激素霜剂，与油剂交替使用
亚急性期（炎症渗出减轻，仍以小丘疹为主，范围相对局限，出现鳞屑结痂）	糖皮质激素乳剂、糊剂，如有继发性感染，可加用抗生素
慢性期（苔藓化显著）	作用较深的剂型（软膏、硬膏、涂膜剂），顽固性局限性皮损可用糖皮质激素封包

六、病例分析题

1. 请做出初步诊断并给出诊断依据。

答 （1）初步诊断：药疹，剥脱性皮炎（红皮型药疹）。

（2）诊断依据：①发疹前有用药史：1周前因"感冒"在当地医院注射"头孢类"治疗。潜伏期4天。②专科检查：全身皮肤弥漫潮红、糜烂、渗液、脱屑，手足部可见大片表皮剥脱，口唇黏膜潮红肿胀、糜烂。③既往史：磺胺过敏史。

2.简述鉴别诊断。

答 与葡萄球菌性烫伤样皮肤综合征（SSSS）相鉴别，后者因金黄色葡萄球菌所产生的表皮剥脱毒素导致，多累及5岁内婴幼儿。特征性表现为大片红斑基础上出现松弛性水疱，尼氏征阳性。皮肤大面积剥脱后见红色糜烂面，似烫伤样外观。皱褶部位明显，手足皮肤可呈手套、袜套样剥脱。口周见放射状裂纹。无口腔黏膜损害。此患者年龄为36岁，皮疹累及黏膜。有明确用药史及潜伏期，可以鉴别。

3.简述进一步检查。

答 血常规，生化全套，心电图，胸片及二便常规，C反应蛋白，血沉。

4.简述治疗原则。

答 （1）首先是停用致敏药物，慎用结构相近似的药物，避免交叉过敏或多价过敏，多饮水或静脉输液加速药物排除，尽快消除药物反应，防止和及时治疗并发症。

（2）早期足量使用糖皮质激素，根据病情选择剂量，3～5天内控制病情，若不能控制及时酌情加大剂量。好转后逐渐减量。

（3）预防继发感染，特别是创面的护理及治疗。

（4）根据病情加强支持疗法。

（5）酌情使用血浆置换、静脉注射人血丙种球蛋白。

全真模拟试题（二）

一、选择题

【A/型/题】

1. 表皮通过时间为 （　　）
　　A. 14 天　　　　　B. 18 天
　　C. 28 天　　　　　D. 30 天
　　E. 32 天

2. 体癣的主要临床表现不包括 （　　）
　　A. 钱币形红斑　　B. 边缘丘疹、水疱
　　C. 中央自愈倾向　D. 瘙痒
　　E. 夏秋季多发

3. 急性自发性荨麻疹皮损持续时间一般不超过 （　　）
　　A. 12 小时　　　　B. 24 小时
　　C. 36 小时　　　　D. 48 小时
　　E. 6 周

4. 神经性皮炎的特征性皮损为 （　　）
　　A. 丘疹　　　　　B. 斑丘疹
　　C. 苔藓样变　　　D. 糜烂渗出
　　E. 色素沉着

5. 药疹治疗的首要环节为 （　　）
　　A. 尽快应用皮质类固醇激素
　　B. 尽快采用中西医结合治疗
　　C. 立即停用可疑致敏药物及化学结构相似药物
　　D. 多饮水以加强药物排泄
　　E. 防止并发症的发生

6. 系统性红斑狼疮（SLE）、皮肌炎、系统性硬皮病都可出现 （　　）
　　A. 斑贴试验阳性　B. 雷诺氏征
　　C. 同形反应　　　D. 划痕试验阳性
　　E. 尼氏征阳性

7. SLE 心血管受累表现不包括 （　　）
　　A. 心包积液
　　B. 奔马律
　　C. 心电图 ST 段变化
　　D. PR 间期缩短
　　E. 冠状动脉炎

8. 结节性红斑属于 （　　）
　　A. 皮肤血管炎
　　B. 皮肤淋巴管炎
　　C. 皮肤血管周围炎
　　D. 静脉炎
　　E. 脂膜、脂肪小叶炎症

9. 不属药疹共有症状的是 （　　）
　　A. 有过敏史
　　B. 有用药史
　　C. 有一定的潜伏期
　　D. 皮疹多广泛、对称
　　E. 同一种药物引起的皮疹相同

10. 下列关于皮肌炎的描述,错误的是 （　　）
　　A. 面部特别是眼睑部水肿性紫红斑
　　B. 肌无力、肌痛
　　C. 血沉快
　　D. 尿肌酸排出减少
　　E. 血清肌酶升高

11. 疱疹样天疱疮临床表现不包括 （　　）
　　A. 好发于中老年人
　　B. 皮损常于躯干及四肢近端
　　C. 皮损呈多形性,有红斑、丘疹、风团等
　　D. 瘙痒明显
　　E. 表面可出现紧张性水疱或丘疱疹,尼氏征阳性

12. 遗传性大疱性皮肤病不包括 （　　）
    A. 单纯性大疱性表皮松解症
    B. 家族性良性慢性天疱疮
    C. 线状 IgA 大疱性皮病
    D. 交界性大疱性表皮松解症
    E. 营养不良性大疱性表皮松解症

13. 皮肤血管炎的特征性组织病理表现不包括 （　　）
    A. 血管壁内皮细胞肿胀
    B. 血管壁纤维蛋白样变
    C. 血管壁炎症细胞浸润
    D. 血管壁脆性增加
    E. 血管壁红细胞外渗

14. 疥疮好发部位是 （　　）
    A. 躯干　　　　B. 四肢
    C. 皮肤薄嫩处　　D. 头颈
    E. 手足

15. 下列关于急性发热性嗜中性皮病的描述，错误的是 （　　）
    A. 多对称分布于四肢和颈面部
    B. 好发于中年女性，夏季多见
    C. 可出现发热、关节痛、眼结膜炎及肾损害表现等
    D. 皮损经 1~2 个月后可自行消退，但易复发
    E. 易伴发恶性肿瘤

16. 结节性痒疹的典型皮损为 （　　）
    A. 红斑、丘疹
    B. 水疱
    C. 疣状固定性荨麻疹或结节性苔藓
    D. 丘疱疹
    E. 扁平丘疹

17. 酒渣鼻的好发人群是 （　　）
    A. 婴儿　　　　B. 儿童
    C. 青少年　　　D. 妊娠妇女
    E. 中年

18. 患者，男，52 岁。患皮肤病 10 余年，反复发作，累及全身。躯干及四肢伸侧分布大小不一的红斑，绿豆大小，斑片状，肘、膝、腰、骶尾部更为明显，皮损边界清楚，红斑表面覆有分层云母样鳞屑；鳞屑易剥除，下方呈发亮淡红色薄膜状及点状出血。头皮皮损表面有较厚鳞屑，头发成束。手足甲呈凹陷点，甲床肥厚。首先考虑诊断为 （　　）
    A. 寻常型银屑病　B. 脓疱型银屑病
    C. 关节型银屑病　D. 红皮病型银屑病
    E. 泛发型银屑病

19. 患者，女，26 岁。近半月来皮肤搔抓后隆起条状红斑风团，越抓越多，越起越痒。首先考虑诊断为 （　　）
    A. 急性荨麻疹　　B. 胆碱能性荨麻疹
    C. 寒冷性荨麻疹　D. 慢性荨麻疹
    E. 人工荨麻疹

20. 节段型白癜风可表现为 （　　）
    A. 皮损按皮节分布
    B. 皮损分布于 2 个或以上黏膜部位
    C. 非节段型分布的单片皮损
    D. 皮损局限于面部和肢体远端
    E. 白斑面积 >50%

【B 型题】

(21~23 题共用备选答案)
    A. 角质层　　　　B. 透明层
    C. 颗粒层　　　　D. 棘层
    E. 基底层

21. 正常情况下，该层细胞不断增殖产生新的角质形成细胞，亦称生发层的是 （　　）

22. 仅见于掌跖部的是 （　　）

23. 特征为细胞内可见形态不规则的嗜碱性的透明角质颗粒的是 （　　）

（24～25 题共用备选答案）

A. 常染色体显性遗传

B. 常染色体隐性遗传

C. 性连锁遗传

D. 染色体病

E. 线粒体病

24. 单纯型大疱性表皮松解症为　（　　）

25. 板层状鱼鳞病为　（　　）

（26～27 题共用备选答案）

A. Ramsay – Hunt 综合征

B. Gottron 征

C. Auspitz 征

D. Stevens – Johnson 征

E. 尼氏征

26. 头面部的带状疱疹可引起面瘫、耳痛、外耳道疱疹三联征，称　（　　）

27. 银屑病剥去薄膜可见点状出血称为　（　　）

（28～30 题共用备选答案）

A. 瓷白色萎缩性斑片

B. 紫蓝色多角形扁平丘疹

C. 角化性脱屑斑丘疹

D. 针尖大小丘疹，周围绕以红晕

E. 手足部手套袜套样剥脱

28. 痱子可见　（　　）

29. 银屑病可见　（　　）

30. 扁平苔藓可见　（　　）

【X 型题】

31. 下列关于梅毒性秃发的描述，错误的是　（　　）

A. 秃发呈永久性

B. 表现为局限性或弥漫型脱发

C. 是 TP 破坏毛囊导致供血不足所致

D. 呈虫蚀状，头发稀疏，长短不齐

E. 只累及短毛

32. 下列关于肥厚性瘢痕的描述，错误的是　（　　）

A. 有疼痛和瘙痒

B. 又名瘢痕疙瘩

C. 有自然消退倾向

D. 和皮肤纤维瘤是同一种疾病

E. 不扩大到原有的创伤范围以外

33. 肠病性肢端皮炎，临床表现包括　（　　）

A. 腔口周围皮炎　B. 脱发

C. 腹泻　　　　　D. 营养不良

E. 痴呆

34. 白癜风进展期可出现　（　　）

A. 白斑可向正常皮肤移行

B. 同形反应

C. 损害边缘色素增加

D. 局部出现水肿性红斑

E. 硬化、肥厚

35. 下列关于白癜风使用糖皮质激素治疗的描述，错误的是　（　　）

A. 口服糖皮质激素见效后，应立即停用

B. 长期局部使用应注意不良反应

C. 系统使用仅适用于进展期患者

D. 幼儿宜选用弱效至中效

E. 外用范围应小于体表面积的 20%

36. 急性发热性嗜中性皮病诊断的主要标准包括　（　　）

A. 急性发作的疼痛性红色斑块或结节

B. 发热 >38℃

C. 对系统糖皮质激素或碘化钾治疗反应好

D. 组织病理学表现为致密的嗜中性粒细胞浸润，但无白细胞破碎性血管炎证据

E. 伴有潜在的血液系统或内脏肿瘤

37. 降低天疱疮死亡率、提高疗效的重要环节是　（　　）

A. 护理皮肤、黏膜糜烂面

B. 注意水、电解质与酸碱平衡紊乱

C. 防止继发感染

D. 及早补充血浆或清蛋白

E. 大剂量应用糖皮质激素

38. 天疱疮的诊断标准包括 （ ）

A. 典型临床表现

B. 病原微生物培养与鉴定

C. 组织病理学

D. 免疫病理学

E. 丘疹

39. SCLE 的皮损主要有 （ ）

A. 盘状损害 　　B. 丘疹鳞屑

C. 环形红斑 　　D. 蝶形红斑

E. 多形红斑

40. 高出皮面的皮损有 （ ）

A. 风团 　　B. 斑疹

C. 丘疹 　　D. 糜烂

E. 斑块

二、名词解释

1. erosion

2. hyperkeratosis

3. hand – foot – mouth disease

4. seborrheic dermatitis

5. acantholysis

6. liquefaction of basal cells

7. 薄膜现象

8. pustule

9. zoster – associated pain（ZAP）

10. Wickham lines

三、填空题

1. 皮肤附属器包括_____、_____、_____和_____。

2. 表皮由深至浅分别为_____、_____、_____和_____。

3. 皮肤的类型分为_____、_____、_____和_____。

4. 传染性软疣的致病原是_____，疣的致病原是_____。

5. 手足癣多由皮肤癣菌感染所致，常见的包括_____、_____、_____及_____。

6. 重型药疹包括_____、_____、_____及_____。

7. 根据汗管损伤和汗液溢出部位的不同，痱子有_____、_____、_____、_____四种类型。

8. 银屑病的表皮基底层角质形成细胞有丝分裂周期为_____，表皮更替时间为_____。

9. 寻常型银屑病根据病情发展可分为_____、_____、_____三期。

10. 单纯疱疹多由_____引起，生殖器疱疹多由_____引起。

四、简答题

1. 简述日光性皮炎中光毒性反应和光超敏反应的区别。

2. 简述天疱疮及大疱性类天疱疮的鉴别诊断。

3. 简述痤疮分级。

五、论述题

1. 试述皮肤性病常用外用药物治疗剂型的作用及适应证。

2. 试述系统性红斑狼疮的诊断标准（ARA1997 年诊断标准）。

六、病例分析题

患者,女,18 岁。不规则低热 4$^+$月,伴双膝、踝关节肿痛、下肢浮肿,面部水肿性红斑,似蝶形,日晒后加重。双眼浮肿,怕光,易腰酸,全身乏力。实验室检查: ESR 100mm/h,血 Hb 86g/L,WBC 2.3 × 10^9/L, RBC 3.0 × 10^{12}/L,PLT 51 × 10^9/L;尿蛋白（ + + +）。

问题：

1. 请做出初步诊断并给出诊断依据。

2. 简述进一步检查。

3. 简述治疗原则。

【参/考/答/案】

一、选择题

【A 型题】

1. C　　2. A　　3. B　　4. C　　5. C

6. B　　7. D　　8. E　　9. E　　10. D

11. E　　12. C　　13. D　　14. C　　15. E

16. C　　17. E　　18. A　　19. E　　20. A

【B 型题】

21. E　　22. B　　23. C　　24. A　　25. B

26. A　　27. C　　28. D　　29. C　　30. B

【X 型题】

31. AE　　　32. BD　　　33. ABCD

34. AB　　　35. AE　　　36. AD

37. AC　　　38. ACD　　　39. BC

40. ACE

2. A【解析】钱币形红斑见于钱币状湿疹。

4. C【解析】神经性皮炎又称慢性单纯性苔藓,主要特征表现为苔藓样变。

7. D【解析】SLE 心血管受累可表现为:心包炎(可出现少量心包积液)、心肌炎(心动过速、奔马律、心脏扩大、心电图低电压、ST 段变化、PR 间期延长)、冠状动脉炎、周围血管病变。

8. E【解析】结节性红斑是发生于皮下脂肪小叶间隔的炎症性皮肤病,典型表现为小腿伸侧的红色结节和斑块。

9. E【解析】同一药物对不同患者或同一患者的不同时期会引起不同的临床类型。

10. D【解析】皮肌炎实验室检查尿肌酸排出增加,常 >0.2g/d。

11. E【解析】疱疹样天疱疮尼氏征阴性。

15. E【解析】急性发热性嗜中性皮病伴有血液系统恶性肿瘤的患者有更高黏膜损害发生率,并不是易伴发恶性肿瘤。

31. AE【解析】梅毒性秃发非永久性,及时积极治疗可再生;可累及长毛和短毛。

32. BD【解析】肥大性瘢痕皮损仅在原损害的范围之内,生长数月后停止发展,可消退,无蟹足状改变,病理上不易出现粗大玻璃样变的胶原纤维。瘢痕疙瘩需和此病鉴别,不属于皮肤纤维瘤。

33. ABCD【解析】肠病性肢端皮炎是一种与锌缺乏有关的遗传性代谢性疾病,以肢端及腔口周围皮炎、脱发、腹泻和感情淡漠为临床特征。烟酸缺乏症严重者可出现痴呆。

35. AE【解析】治疗白癜风口服糖皮质激素见效后,应缓慢逐渐减量,以防止疾病反复。糖皮质激素外用范围应小于体表面积的 10%。

38. ACD【解析】天疱疮根据典型临床表现,结合组织病理和免疫病理可以诊断。

40. ACE【解析】风团为隆起性皮疹;丘疹为局限性、实质性隆起性皮损;斑块为局限性、实质性的浅表隆起性皮损。斑疹与周围皮肤平齐,无高出皮肤,糜烂为表皮或黏膜破溃缺如引起的潮红湿润创面,不高出皮肤。

二、名词解释

1. **糜烂**:局限性表皮或黏膜上皮部分或全部缺损形成的红色湿润创面。

2. 角化过度：由病理性改变所造成的角质层增厚（相对、绝对增厚），见于扁平苔藓、掌跖角化病、鱼鳞病等。

3. 手足口病：以手、足和口腔发生水疱为特征的一种儿童病毒性皮肤病。

4. 脂溢性皮炎：是一种常见于头面、胸背等皮脂溢出部位的慢性、复发性、炎症性皮肤病。

5. 棘层松解：表皮或上皮细胞失去粘连，呈松解状态，致表皮内裂隙或水疱形成。见于天疱疮、毛囊角化等。

6. 基底细胞液化变性：基底细胞空泡化和崩解，重者基底层消失，使棘细胞直接与真皮接触，常伴真皮内噬黑素细胞浸润，见于扁平苔藓、红斑狼疮等。

7. 薄膜现象：银屑病的皮损刮去银白色鳞屑后可见淡红色发光半透明薄膜，称为薄膜现象。

8. 脓疱疮：由金黄色葡萄球菌和（或）乙型溶血性链球菌引起的一种急性皮肤化脓性炎症。

9. 带状疱疹相关性疼痛：带状疱疹在发疹前、发疹时以及皮损痊愈后均可伴有的神经痛。

10. Wickham 纹：用液状石蜡拭扁平苔藓皮损表面后，以放大镜观察，可见损害表面有灰白色或乳白色带有光泽小点及纵横交错的细线，称为 Wickham 纹。

三、填空题
1. 毛发　皮脂腺　汗腺　甲
2. 基底层　棘层　颗粒层　透明层　角质层
3. 中性皮肤　干性皮肤　油性皮肤　敏感性皮肤　混合性皮肤
4. 传染性软疣病毒　人类乳头瘤病毒
5. 红色毛癣菌　须癣毛癣菌　石膏样小孢子菌　絮状表皮癣菌
6. 多形红斑型药疹　大疱性表皮松解型药疹　剥脱性皮炎型药疹　药物超敏反应综合征
7. 白痱　红痱　脓痱　深痱
8. 37.5 小时　3~4 天
9. 进行期　静止期　退行期
10. HSV-1 型　HSV-2 型

四、简答题
1. 简述日光性皮炎中光毒性反应和光超敏反应的区别。

答 见下表。

光毒性反应与光超敏反应的鉴别要点

	光毒性反应	光超敏反应
发病人群	任何个体	少数过敏体质人群
潜伏期	无潜伏期，首次接触及照光即可发生	有潜伏期，需再次接触及照光后发生
皮损特点	日晒伤症状（境界清楚的弥漫性红斑）	呈多形性（丘疹、丘疱疹、水肿性红斑）
发病部位	局限于日晒部位	不局限于日晒部位
病程	发病急，病程短	病程长，可长期、反复发作
被动转移试验	(-)	(+)
光敏剂	接触光感物质浓度高，需强光照射；不发生化学反应	接触光感物质浓度低，弱光即可诱发；发生化学反应

2. 简述天疱疮及大疱性类天疱疮的鉴别诊断。

答 见下表。

天疱疮及大疱性类天疱疮的鉴别诊断

	天疱疮	大疱性类天疱疮
组织病理	表皮内水疱,疱腔内有棘层松解细胞	表皮下水疱,疱腔内有嗜酸性粒细胞
免疫病理	棘细胞间有 IgG 以及 C3 呈网状沉积	基底膜带 IgG 和 C3 呈线状沉积
好发人群	中年人男性	老年人
好发部位	寻常型天疱疮——口腔、胸、背、头部 增殖型天疱疮——褶皱部位、口腔、四肢 落叶型天疱疮——头面及胸背上部,口腔黏膜受累少 红斑型天疱疮——头面、躯干上部与上肢等暴露或皮脂腺丰富部位	胸腹部、四肢近端、手足部
典型皮损	疱壁薄、松弛易破水疱、大疱	疱壁厚、紧张不易破大疱
尼氏征	（ + ）	（ - ）
血清抗体	天疱疮抗体	抗 BP180 抗体、抗 BP230 抗体

3. 简述痤疮分级。

答 Ⅰ级（轻度）:仅有粉刺。

Ⅱ级（轻至中度）:有粉刺、炎性丘疹。

Ⅲ级（中度）:有粉刺、炎性丘疹、脓疱。

Ⅳ级（重度）:有粉刺、炎性丘疹、脓疱以及结节、囊肿、瘢痕。

五、论述题

1. 试述皮肤性病常用外用药物治疗剂型的作用及适应证。

答 见下表。

皮肤性病常用外用药物治疗剂型的作用及适应证

	作用	适应证
溶液	清洁、收敛	主要用于急性皮炎湿疹类疾病湿敷
酊剂/醑剂	借助乙醇挥发,使药物均匀地分布于皮肤表面发挥药效	无渗出的皮肤病
粉剂	干燥、保护、散热	无糜烂和渗出的急性皮炎皮损（特别是间擦部位）、
洗剂	止痒、散热、干燥、保护	——
油剂	清洁、保护、润滑	亚急性皮炎、湿疹
乳剂	保护、润泽（渗透性好）	亚急性、慢性皮炎
软膏	保护创面,防止干裂	慢性湿疹、慢性单纯性苔藓
糊剂	吸水、收敛	有轻度渗出的亚急性皮炎、湿疹等

（续表）

	作用	适应证
硬膏	防止水分散失、软化皮肤、增加药物渗出	慢性苔藓样变，肥厚粗糙的皮炎湿疹
涂膜剂	溶液迅速蒸发，药物在皮肤表面形成一层均匀薄膜	慢性皮炎、职业防护
凝胶	凉爽润滑	急、慢性皮炎
气雾剂	药物均匀地分布于皮肤表面	急、慢性皮炎、感染性皮肤病

2. 试述系统性红斑狼疮的诊断标准（ARA1997 年诊断标准）。

答 在排除有相似症状和体征的其他疾病后，满足以下 11 项中不少于 4 项即可诊断为系统性红斑狼疮。

（1）蝶形红斑。

（2）盘状红斑。

（3）光敏感。

（4）口腔溃疡。

（5）非侵袭性关节炎。

（6）浆膜炎——胸膜炎或心包炎。

（7）肾脏损害：持续蛋白尿［尿蛋白 > 0.5g/d 或尿蛋白 > (+ + +)］或有细胞管型。

（8）神经病变（癫痫发作）或精神症状，应排除由药物或代谢性疾病引起。

（9）血液学异常：溶血性贫血伴网织红细胞增多，或 ≥2 次的白细胞 < 4 × 10^9/L、淋巴细胞 < 1.5 × 10^9/L，或血小板 < 100 × 10^9/L。

（10）免疫学异常：抗 dsDNA 抗体（ + ），或抗 Sm 抗体（ + ），或抗心磷脂抗体（ + ）（包括抗心磷脂抗体或狼疮抗凝物，或持续 ≥6 个月的梅毒血清假阳性反应，3 项中具备 1 项）。

（11）ANA 阳性。

六、病例分析题

1. 请做出初步诊断并给出诊断依据。

答 （1）初步诊断：系统性红斑狼疮。

（2）诊断依据：①患者，女，18 岁。②面部蝶形红斑，光敏感，口腔溃疡，伴双膝、踝关节肿痛、下肢浮肿。③实验室检测：ESR 100mm/h，Hb 86g/L，WBC 2.3 × 10^9/L，RBC 3.0 × 10^{12}/L，PLT 51 × 10^9/L；尿蛋白（ + + + ）。

2. 简述进一步检查。

答 ①抗核抗体谱，生化全套，尿蛋白定量及肾脏穿刺。②胸片、心电图、心脏 B 超等。

3. 简述治疗原则。

答 （1）避免日晒、受凉和感染。多休息，避免劳累。

（2）糖皮质激素的应用，根据病情轻重给予不同剂量，甚至冲击治疗以尽快控制病情。对于糖皮质激素疗效差或禁忌的患者可予免疫抑制剂，如环磷酰胺、硫唑嘌呤、环孢素等。

（3）酌情使用血浆置换、静脉注射人血丙种球蛋白、血液透析、干细胞移植等。

往年部分高校硕士研究生入学考试试题选登

硕士研究生入学考试皮肤性病学试题（一）

一、名词解释

1. parakeratosis

2. HIV

3. Auspitz syndrome

4. Ramsey – Hunt syndrome

5. isomorphic effect

6. paget disease

7. Wickham lines

二、简答题

1. 简述黄癣、白癣、黑点癣的主要病原。

2. 简述表皮树突状细胞结构与生理意义。

3. 简述重症剥脱性皮炎型药疹的临床表现与治疗措施。

4. 简述皮肌炎的临床表现与实验室检查分析。

5. 简述梅毒螺旋体的生物学特性。

6. 简述鸡眼和跖疣的鉴别诊断。

硕士研究生入学考试皮肤性病学试题(二)

一、名词解释

1. LBT
2. CREST syndrome
3. Reiter's syndrome
4. Jarisch Herxheimer reaction
5. photochemotherapy
6. overlap syndrome
7. TPHA

二、简答题

1. 简述外用药物的治疗原则。
2. 简述变态反应性药疹的共同特征。
3. 简述寻常型天疱疮和大疱性类天疱疮的鉴别诊断。
4. 简述寻常型痤疮的发病机制及治疗措施。
5. 简述二期梅毒皮肤损害的共同特征。
6. 说明 H_2 受体阻断剂的作用机理,举出两种 H_2 受体阻断剂的药物名称。

硕士研究生入学考试皮肤性病学试题（三）

一、名词解释

1. papule

2. erysipelas

3. psoriasis isomorphic reaction

4. Raynaud's phenomenon

5. Nikolsky's sign（acantholysis syndrome）

6. pautrier microabscess

7. dimorphic fungus

二、简答题

1. 写出五种皮肤物理治疗方法的名称。

2. 简述皮肤的生理功能。

3. 写出五种药疹临床类型的名称。

4. 简述急性荨麻疹的治疗原则。

5. 简述红皮病型银屑病的病因。

6. 简述寻常痤疮的治疗原则。

硕士研究生入学考试皮肤性病学试题(四)

一、名词解释

1. hyperkeratosis
2. scales
3. vesicle
4. lichenification
5. dermatographic test
6. Koebner phenomenon
7. incontinentia pigmenti

二、简答题

1. 原发性损害有哪些？并说明每种的特点。
2. 简述急性湿疹和接触性皮炎的鉴别。
3. 简述淋病的感染途径和发病机理。
4. 简述真菌病的治疗原则。
5. 简述体癣、股癣的病因、临床表现和治疗原则。
6. 简述银屑病和玫瑰糠疹的鉴别诊断。

硕士研究生入学考试皮肤性病学试题（五）

一、名词解释

1. isomorphism

2. parakeratosis

3. dsDNA

4. emulsion

5. herxheimer reaction

6. lichenification

7. dermographism

二、简答题

1. 简述表皮的组织结构。

2. 简述带状疱疹的发病机制、临床表现及治疗原则三者之间的联系。

3. 简述急性湿疹与接触性皮炎的区别。

4. 简述淋菌性尿道炎与非淋菌性尿道炎的区别。

5. 简述系统性红斑狼疮的临床表现。

6. 简述药疹的处理原则。

硕士研究生入学考试皮肤性病学试题（六）

一、名词解释

1. epidermal transit time
2. desmosome
3. dyskeratosis
4. grain itch
5. Superantigen protein
6. Behcet disease
7. Gottron syndrome

二、简答题

1. 简述丘疹和结节的区别。
2. 简述寻常型银屑病特征性表现。
3. 简述获得性梅毒主要的皮肤黏膜损害。
4. 简述红斑狼疮的诊断标准。
5. 简述急性、亚急性和慢性湿疹的临床表现及其区别。
6. 简述扁平湿疣和尖锐湿疣的鉴别诊断。